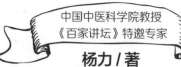

中国中医科学院教授
《百家讲坛》特邀专家

杨力/著

会补的老人不生病

老中医写给老年人的养生经

中国轻工业出版社

目录

第1章 调补身体前，先认清自己的体质

如何正确有效地认清体质

不同的体质，不同的调理

第 2 章 顺时而为，养生就能事半功倍

ㄥ 跟随四季，调整身体的节奏

ㄥ 别忽视这些顺时养生的细节

第 3 章 能吃会喝是人生最要紧的事

ㄥ 吃什么，要身体说了算

🌀 这些病症，一定要把好饮食关

第 4 章 常运动，睡好觉，动静合宜很重要

只要身体允许，就要坚持运动

一夜好眠带来一天好精神

第 5 章 别让坏情绪干扰美丽生活

是时候拆掉心里的墙

让我们就这样优雅地老去

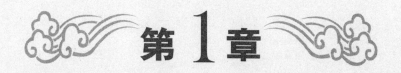

第1章

调补身体前，先认清自己的体质

　　老年朋友们，您了解自己的体质吗？您知道应该如何合理地进行自我调养吗？中医讲究"对症下药"，养生也是同样的道理。只有全面准确地了解自己的体质，才能有针对性地调养自己的身体，不懂体质，盲目调养，可能不仅达不到养生的目的，甚至还会给身体带来不利的影响。这一章，我们先来认清自己的体质。

如何正确有效地认清体质

您真的懂"体质"吗

在日常生活中，我们常常会说"这个人体质不错""那个人体质太差"之类的话。那么，究竟什么是体质呢？大家却未必能准确地说出来。

我们不妨先咬文嚼字地分析一下，"体"指的是身体；"质"的意思是性质、特质。从中医角度看，所谓体质，就是因为机体气血、脏腑等的盛衰偏颇而逐渐形成的一种综合性的、相对稳定的身体特质。

我们每个人都和"体质"密不可分。为什么有的人长得虎背熊腰，而有的人却长得矮小瘦弱？为什么有的人"喝点水都长肉"，而有的人却怎么吃都吃不胖？为什么有的人年过半百仍有一头浓密的黑发，而有的人却花甲未到就须发皆白？对待同一事件，为什么有的人处之泰然、开朗乐观，而有的人却心急火燎、愁容满面？为什么有的人连续服药两个星期，感冒都不曾痊愈，而有的人多喝点水、睡一觉，第二天就能痊愈？……所有这些，其实都是体质决定的。

当代中医专家通过归纳总结，概括出了九种体质——平和体质、气虚体质、阳虚体质、阴虚体质、湿热体质、痰湿体质、气郁体质、血瘀体质和特禀体质。需要注意的是，每个人的体质往往不是单一的，常常是以一种体质为主，同时兼有另外一种或两种体质。比如，有的人以阳虚体质为主，同时还兼有痰湿体质的特征。老年朋友要想有一个健康幸福、长寿长乐的晚年，想要更多地了解养生知识并付诸实践，首先一定要弄清自己的体质。

什么样的体质才算好体质

我们经常会听到有人这么羡慕地对别人说："你的体质可真好呀！"拥有一个好体质，的确会令很多亚健康或病痛缠身的老年朋友羡慕不已。那么，到底什么样的体质才算得上是好体质呢？

从中医体质养生的角度来说，最好的体质是平和体质。拥有平和体质的人相对较少，在人群中的比例不到 30%。平和体质者一般先天禀赋良好，五脏六腑功能正常，情志心理状态健康。

外貌上，平和体质者身材匀称健壮，头发稠密而有光泽，肤色明润，目光炯炯有神，嘴唇红润，舌质淡红，苔薄白；

饮食上，平和体质者食欲较好、消化力强，是真正的"吃嘛嘛香"；

睡眠上，平和体质者睡眠质量较高，不存在失眠和嗜睡的问题，入睡没有困难，早晨醒来精力充沛；

性格上，平和体质者大多随和开朗，遇事豁达乐观，不自怨自艾；

适应性上，平和体质者对自然环境和社会环境都有很强的适应力，很少会因为水土不服而生病，面对季节转换、气温变化，都能较好适应，平时很少生病，即使患上疾病，康复也比较快。

话说回来，随着年龄的增长，再健康的人，他的身体机能也会逐渐走下坡路，这是大自然的规律，平和体质者会越来越少、偏颇体质会越来越多。所以，老年朋友们一定要注意身体的调理，有了好体质，就要好好爱护、珍惜它，没有好体质，就要将其设定为养生目标、加以努力。

只要够坚持，体质是可以改善的

因为每个人的先天禀赋、生活习惯以及居住环境都不同，所以也就有了不同的体质。虽然遗传、年龄、性别等因素可以使体质表现出一定的稳定性，但是稳定性不等于固定性，现在的体质不一定就会伴随你一辈子，体质好的人不应该就此高枕无忧、恣意妄为，体质不好的人也无须怨天尤人、忧愁烦恼。只要影响体质形成的环境、情志、习惯等因素发生了改变，好体质可以变糟，坏体质也可以变好，体质之间是可以相互"串门"的。

比如，一个经常熬夜、习惯喝冷饮的人，日久天长就可能形成阳虚体质，出现手脚冰凉、畏寒怕冷的症状；但是，如果改变生活习惯，早睡早起，并且注意日常饮食的选择，经过一段时间的调理，阳虚体质就能够向平和体质转变。再比如，一个原本平和体质的人，突然间工作量加大，劳累过度，又喜欢辛辣刺激的重口味饮食，就可能由以前的平和体质变为阴虚体质。

老年朋友们应该在还没有生病的情况下就对自己的体质类型加以了解，然后坚持合理的养生方法，采取针对性的措施来纠正或改善体质的偏颇，如此才能有效预防和延缓疾病的发生，使自己的体质逐渐达到最佳状态。

判断体质，完全可以靠自己

很多老年朋友在养生这件事上存在误区，听到别人说某种食物或药物补养身体，便自行购买、大量食用，结果往往事与愿违，有人吃了精神矍铄、身强体健，有人吃了却上火、流鼻血、失眠。中医在养生和治病方面遵循着一条原则，那就是"辨体施养，辨证施治"。人的体质会有很多微妙的差异，别人的养生方法不一定也适用于你，如果不清楚自己是何种体质而盲目进补，那么结果只会适得其反，导致体质更加偏颇。

那么，判断体质又该从何下手呢？

中医有句话叫"有诸内者，必形诸外"，意思是一个人有什么样的内在状态，就会有某些特定的外在表现。从体质角度来看，就是不同的体质会拥有不同的外在体征。如果一个人的脏腑气血无恙，他的外在就会呈现出神采奕奕的状态；如果一个人的脏腑功能失衡、气血阴阳失调，他的气色、情绪都会出现异样，与身体健康的人站在一起，一眼就能看出来这个人的体质不好。

不管是何种体质，老年朋友其实都可以通过中医诊断的四种方法——"望、闻、问、切"去加以感知和判断。虽然生病还是应该去医院看医生，听从权威的诊断结果，但老年朋友仍然有必要尽量学会观察、感知自己的生命状态，如此才可以更有方向性地保养身体、预防疾病。我们纵然不必像从业几十年的老中医般看一眼便知病灶所在、几分钟就开出药方，但通过简单地学习一些"望、闻、问、切"的原理和方法，老年朋友多多少少都可以对自己的体质有一个基本的判断。

判断体质第1法——望

望形体

有经验的中医能够根据人的外在形体大致判断出体质。金元时期有一个名医叫朱丹溪，他就认为"治病先观形色，然后察脉问证"，意思是给人治病应该先看他的形体和神色（神气、面色），然后再进行切脉和问诊。朱丹溪还在《格致余论》中指出："肥人湿多，瘦人火多"，这句话很好理解，形体肥胖的人体内湿气重（多为痰湿体质），形体偏瘦的人多内火（多为阴虚体质）。

形体肥胖可以分为两种：一种是体重严重超标，动作慵懒、缓慢，做事不果断、不灵活，整个人经常表现为沉重倦怠，这种人基本上是痰湿体质，并伴有气虚或阳虚体质；另一种是看起来形体很胖，但摸上去很有"质"感，肌肉结实，而且行动灵活，体重只是超重而没有达到肥胖标准，这种人的体质一般较好，只是稍有痰湿。

形体偏瘦的人也可分为 3 种：一种是肌肉结实，属于"瘦是瘦，有肌肉"的类型，并且精力不错，多为阴虚内热体质；一种是肌肉不紧致，脸色泛黄，说话声音中气不足，多为气虚体质；一种是形体干瘦，面色、唇色、舌色发暗，皮肤干燥，多以瘀血体质。

察神气

所谓"无热不生烦"，情绪容易波动的人，一般体内多有热，或为湿热内盛，表现为烦躁不安，或为阴虚内热，表现为心中烦热；一些人总是愁容满面、郁郁寡欢，看上去没精打采，做事没有积极性，这类人一般性格沉静、不善言谈，多为气郁体质。

观面色

中国人是黄色人种，正常的面色应该是稍黄，并透出少许血色，呈现出红润的光泽。

皮肤发黄，油脂分泌旺盛，多为湿热体质；

面色、口唇发暗，受寒之后更加严重的，多为血瘀体质；

面色偏白，缺乏血色，多为气虚或阳虚体质；

面色偏红，尤其两颧经常发红，一般为阴虚体质。

看舌象

去中医院看病，一个合格的中医大夫是肯定要让病人伸舌头的。舌头虽是方寸之地，但是信息量很大。

舌头鲜红则体内多热，舌苔厚腻则体内多湿，舌体边缘有牙齿印痕，则是气虚的表现；

舌体瘦小，颜色淡白，多是气血虚；

舌体瘦小，但是颜色红、舌苔薄，多是阴虚内热；

舌体胖大，颜色淡红，质地柔软，多为阳虚或气虚体质；

舌体颜色发紫发暗，或者出现瘀点、瘀斑，一般是血瘀体质；

舌苔厚腻，或黄或白，且不容易消退，这是湿热或痰湿的表现；

舌头上如果一点舌苔都没有，多是阴虚体质。

望二便

小便发黄，且气味较重，说明体内有热；

小便清长，刚喝完水没多久就想上厕所，夜晚尿频，这些一般是阳虚的表现；

每当精神紧张，小便次数就增加，或者经常因为纠结于要不要小便而心神不安，这是气郁的表现。

正常的大便色黄、呈条状，如果大便经常稀溏不成形，多见于气虚、阳虚、痰湿体质；

长期大便干燥，排便困难，多是阴虚、气虚的表现；

如果大便经常黏滞、味道很臭，伴有小便发黄，多是湿热体质；

假如精神紧张就容易大便不成形，则是气郁体质的表现。

判断体质第 2 法——闻

听声音

我们常常说某个人说话声如洪钟，而有人说话则细如蚊蝇，这正是由于体质差异引起的。

听声音判断某个人的体质，主要是听其说话时宗气足不足。宗气是中医的概念，其生成主要靠脾和肺，脾胃运化饮食所化生的精气，加上肺从自然界吸入的清气，二者相结合便形成宗气。所以说，宗气的盛衰能够反映脾和肺的功能。

如果说话声音洪亮清晰，宗气十足，说明脾、肺功能良好；

如果说话声音轻浅，宗气不足，则是气虚或阳虚的表现；

如果声音低微并且难以接续，多是心肺气虚的表现；

如果声音响亮，仿佛从空屋子里发出来，多是痰湿体质。

闻气味

我们每个人的身上其实都会散发出体味，有的人体味好闻，有的人体味难闻，这个也可以反映出体质问题。汗味、体味特别大，天天洗澡也无法变得"清爽"的人，多半属于湿热体质。

口气也是体味的一种，每天早上起来口气较重，刷牙也难以消除，多是脾胃有内热、积滞的表现，容易出现在痰湿、湿热和阴虚体质者身上。

判断体质第3法——问

问诊一般是医生问病人，老年朋友其实可以自己问自己，有利于全面地、透彻地了解身体上出现的问题。

问寒热

比一般人更容易怕冷，多穿几件衣服或是待在温暖的室内能够缓解，这是畏寒的表现，基本可定为阳虚体质；

一到冬天，就感到手冷过肘、足冷过膝，多穿衣服后能得到改善；一到夏天，就会闷热烦躁、大汗淋漓，喝冷饮、吹空调后能得到缓解，对气候的适应性很差，这是不耐寒暑的表现，多半属于气郁体质、气虚体质；

有些人则是耐冬不耐夏，夏季来临，便四肢温暖、手心和脚心发热，高温天气更是十分难熬，没有空调和冷饮就过不了夏天，多为阴虚体质。

问汗

出汗是人体调节体温的一种方式，在天气炎热、衣被过厚、进食辛辣、剧烈活动、情绪激动的时候出汗是正常的生理现象。然而，在不该出汗时出汗，或者该出汗时却无汗则属于病理现象。

清醒的时候出汗频繁，吃饭、喝热水、天气稍热、稍微运动就出汗明显，这属于自汗，多见于阳虚、气虚体质；

睡着之后冒汗，睡醒之后不再出汗，这属于盗汗，多见于阴虚体质；

平常出汗较少或是不出汗，多见于气郁体质、阴虚体质，伴有食量较大和肥胖的，往往是痰湿体质。

问疼痛

疼痛时有如针刺，这属于刺痛，多见于血瘀体质；

疼痛时伴有沉重的感觉，这属于重痛，多见于湿热体质；

疼痛不剧烈，一般可以耐受，但是绵绵不休，这属于隐痛，多见于阳虚体质。

问睡眠

睡眠异常有两种形式：一种是失眠睡不着，一种是嗜睡睡不够，都是体质存有偏颇的表现。

失眠、心悸、潮热、盗汗，多半是阴虚体质里的心阴虚；

失眠、多梦、心烦、健忘、头晕，多半是阴虚体质里的肾阴虚；

失眠、抑郁、胸闷、肋痛，多半是气郁体质；

嗜睡、醒来后头晕或头部刺痛，多半是血瘀体质；

嗜睡、昏沉、胸闷、身重，多半是痰湿体质。

问饮食

体质的形成除了先天禀赋以外，与后天的饮食习惯也有很大的关系，甚至可以这样说，不同的体质在一定程度上是吃出来的。

有的人在夏天特别喜欢寒凉的食物，如冰棍、冰激凌、冰镇啤酒等，日常生活中也喜欢吃凉菜，这种人容易形成阳虚体质；

有的人嗜酒如命，宁可一月无肉，不可一日无酒，这类人就特别容易形成湿热体质；

有的人虽然身处北方干燥之地，却偏偏喜好食辣，而多食辛辣之品容易耗气伤阴，阴虚体质便日渐形成。

判断体质第 4 法——切

中医脉诊博大精深，对于没有受过专业训练的普通人，要想掌握切脉之术诚非易事。这里主要介绍几种较为基础、容易掌握的诊脉知识，如果对中医脉诊感兴趣，老年朋友可以继续自学实践。

正常脉象：不快不慢（70 ～ 90 次 / 分），从容和缓。

快慢：在平静状态下切脉，如果脉搏跳动较快（90 ～ 120 次 / 分），一般是体内有热，多半是阴虚体质；如果脉搏跳动较慢（60 次 / 分或以下），多是阳虚体质的表现。

力度：如果脉搏跳动有力，频率整齐，说明身体状况良好，特别是心肺功能较好；如果脉搏跳动软弱无力，说明气血不足，多是气虚或阳虚体质。

软硬：如果切脉感觉比较硬，不柔和，按上去就像一根直直的琴弦，也就是中医所谓的"弦脉"，这一般反映了人体肝脏功能不调，多为气郁体质或血瘀体质；如果按着柔软无力，可能是阳虚或气虚体质。

不同的体质，不同的调理

天生好身板的平和体质

平和体质者一般先天禀赋较好，但是再健康的人也不能"吃老本"，合理的后天调养是更重要、更关乎生活质量的因素，平和体质的老年人必须把养护自己已有的健康状态当作一件要事。

《黄帝内经》里有这么一句话："是故圣人不治已病治未病，……夫病已成而后药之，……譬犹渴而穿井，……不亦晚乎！"这段话的大意是说，高明的医生不等病已经发生了再去治疗，而是预防疾病的发生，如果等身染疾病再去医治，就像是渴了的时候才去掘井，那就太晚了。因此，具备平和体质的老年朋友要有"忧患意识"，平时注意养生保健，时刻提防着危害健康的外界环境和自身的不良习惯，能够长期坚持做到以下几点，将会更加健康而长寿。

平衡膳食

"顺其自然"和"中庸之道"是平和体质者的养生原则，热量的补充要与体力消耗保持平衡，不能过饥，也不要吃得过饱，否则营养失衡便会危害健康；不能吃得过冷，也不能吃得过热，不然消化功能将会受到损害；冬季可依据个人情况温补，但不宜大补特补，以免适得其反，反倒把好体质补成了偏颇体质。

修心养性

即便是平和体质的人也容易面对花花世界而迷失了自己，老年朋友一定要懂得"精神内守，病安从来"的道理，只要对外不贪慕虚荣、对内不患得患失，内心安宁恬静，疾病怎么会有机可乘呢？

起居有常

平和体质的养成与规律的作息习惯是密切相关的，老年朋友一定要保持好现有的生物钟节律，尽量不要一时兴起地贪睡或熬夜，否则破坏了身体的阴阳平衡，实在得不偿失。

适当锻炼

平和体质的老年人适合较为温和的运动项目，比如五禽戏、八段锦和太极拳，既可以调养心性，又可以强身健体。将自己喜欢的一项运动变成一种习惯，长期坚持下来，平和体质也会长期与你相伴。

爱犯懒的气虚体质

有些老年朋友无论做什么事情都显得没有力气，整天懒洋洋的，不爱说话，也不爱动，别人和他说什么事情，他都是半天才能反应过来，总给人一种慢半拍的感觉。而且几乎每个月都要感冒一次，稍微受点凉就会流鼻涕，一看体质就非常虚弱，没有什么抗病能力，这样的体质很容易判断，八九不离十就是气虚体质。

中医认为，气是推动人体的原动力，身体和精神的正常活动都是在气的推动下才得以完成的，气足则神旺，气虚则神疲。气虚体质的人，精神倦怠，少气懒言，容易疲劳乏力。

气虚体质怎么吃

中医认为，脾胃的主要职责是运化饮食水谷，是"气血生化之源"。气虚体质者之所以会"气虚"，往往是因为脾虚。因此，对于气虚体质者来说，健脾是一项尤为迫切的任务。在饮食上，首先要考虑的一点，就是不给脾胃增加负担，比如，不吃生冷、性寒的食物，哪怕是炎炎夏日，也别去喝冰镇啤酒。老话说得好，"爽口物多终作疾，快心事过必成灾"，不要为了一时的口爽，而置自己的脾胃于不顾，得不偿失。

另外，选择易消化的食物，注意不要暴饮暴食，适当多吃一些具有健脾益气功能的食品。下面有一个"健脾食物一览表"，所列的食物不多，但都切实有效，当然，也不可能是当天吃完，第二天就能明显看到效果，食物对人体的补益是一个缓慢的过程，无须每天多食，每天食用一点点，时间长了，效果自然就会慢慢地体现出来。

健脾食物一览表

五谷类	粳米、糯米、小米
蔬菜类	山药、马铃薯、甘薯、白扁豆
干果类	大枣、桂圆、莲子
肉类	牛肉、猪肉、猪肚、鸡肉
水产类	鲫鱼、青鱼、鲢鱼、鲤鱼
其他	蜂蜜、白糖

下面再推荐一款我个人非常喜欢的补气食品——山药糯米粥。

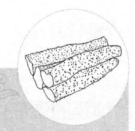

山药糯米粥

原料：山药150克，糯米50克，粳米50克。

做法：山药去皮洗净，切成小块；糯米和粳米洗净后，倒入锅中，加入适量清水，小火煲煮，待七成熟后，放入山药块，继续煮至山药熟透即可。

这道粥里所用的山药，一般以怀山药为佳。相比于普通菜山药，怀山药的口感更绵软，健脾益气的效果更突出，是脾虚体质者的绝佳食物。

气虚体质怎么养

健脾可以通过食补，还可以通过"动补"。所谓"动补"，就是通过运动来健脾。这是什么道理呢？中医有这么一个概念，叫作"脾主肌肉""脾主四肢"，脾与肌肉、与四肢百骸密切相关，通过锻炼肌肉、运动四肢，对调理脾胃有一定的帮助。具体来说，可以促进脾胃运化，改善气虚体质。

当然，这么说并不是让大家大动特动，运动过度反而耗气伤神，对于气虚体质的老年朋友，最好可以做一些柔和舒缓、小负荷量的运动，例如走步、太极拳、八段锦等，可根据自己的喜好选择，重点在于适度和坚持。

一脸烦躁的湿热体质

有些老年朋友年过花甲了，结果脸上还时不时地冒出几个"青春痘"，脸上还经常泛着油光，看起来就像是没有洗干净一样，着实让人尴尬不已，其实都是因为体内的湿热在影响着他们的肤质。

湿热体质的老年朋友一般体形偏胖，油脂分泌旺盛，尤其头面部，脸上和鼻尖常常泛着油光，而且脸上容易长痤疮；嘴里经常有异味，感到口干、口苦，舌质偏红，舌苔黄腻；大便黏滞不畅，小便尿色黄赤，时常会有灼热感；性格偏急躁，容易激动；身体时常感到沉重困倦，尤其身处湿气较重或气温偏高的环境时。

湿热体质的形成除与先天因素有关外，也与生活环境和生活习惯密切相关。如果长期居住在比较潮湿的环境中，或者嗜食酒类、油腻和辛辣的食物，久而久之就会导致湿热内蕴。

湿热体质怎么吃

湿热体质的老年朋友想要调理体质，关键在于清热除湿。饮食上，以清淡为主，避免重口味，少吃或不吃辛辣助热以及高热量的食物，如羊肉、狗肉、韭菜、生姜、大葱、大蒜、辣椒、胡椒、奶油、巧克力、煎炸食品等；烟和酒容易助湿生热，所以一定要戒烟戒酒；不宜暴饮暴食，以免损伤肠胃的消化功能，不利于排湿。

在下表中我为大家列举了一些清热利湿的食物，对湿热体质的老年朋友有一定调理作用。

清热利湿食物一览表

五谷类	薏苡仁、绿豆、赤小豆
蔬菜类	冬瓜、丝瓜、黄瓜、苦瓜、芹菜
瓜果类	西瓜、梨

这里特别推荐一道简单易做的食疗方——薏米红豆粥。

薏米红豆粥

原料: 薏米 100 克, 红豆 50 克。

做法: 将薏米和红豆洗净, 放入锅内, 加适量清水, 小火熬煮, 熟后即可食用。

薏米就是薏苡仁, 红豆这里指的是赤小豆。薏苡仁和赤小豆是药食两用之品, 既可以入药, 也是常用的食物, 具有较好的清热祛湿作用, 湿热体质者可以长期食用。

湿热体质怎么养

对于湿热体质, 重点自然在于解决"湿"和"热"问题。在生活环境方面, 最好居住在干燥通风的房间, 避免住在背阴的房间, 否则只会加重体内湿气。为了避免排除湿热不畅导致体质更加偏颇, 湿热体质者必须保证充足的睡眠, 作息规律, 不要熬夜, 保持二便畅通, 如此才有利于体内湿气顺畅地排出。

适量的运动有利于湿气的排除, 但需要注意的是, 运动时务必要避开湿热过重的环境, 也不要运动到大汗淋漓才罢休, 过犹不及, 反而伤气劳神。

另外需要注意的是，湿热体质者很容易患上各种皮肤病，日常生活中的个人卫生务必要搞好，做好皮肤的清洁和护理工作，已经患有皮肤病的老年朋友要及时诊治，不要抓破患处，以免皮肤发生感染。

最怕冷的阳虚体质

我们身边常常会有这样的现象：即使夏天再热，有些人也不愿意在空调房里多待几分钟，甚至不敢穿太薄的衣服；刚刚入秋，天气还不太冷的时候，却已经有人穿上了棉衣。这些人之所以如此怕冷，很大一部分都是因为阳虚。

阳虚就是人们常说的阳气不足。人体在由少及壮时，阳气逐渐强盛，而中年之后，阳气开始逐渐减弱，所以对于我们老年人，很容易出现阳气虚，而其中又以脾阳虚和肾阳虚为主。

阳虚体质者往往四肢不温、腰膝发凉、肌肉松弛；容易掉头发，面色淡白无华，舌头两边常有齿痕，脉象偏沉弱；小便清长，大便溏薄；怕寒喜暖，能耐受夏天，但不能耐受冬季，即使夏天也怕空调，而冬天衣服穿得特别多；喜欢热食，一旦食用生冷食物就容易出现腹痛、腹泻；性格偏内向沉静，不爱多说话，精神不振，睡眠偏多。

～ 阳虚体质怎么吃

首先，阳虚体质者要注意尽量不吃寒凉生冷、黏腻的食物，如西瓜、冰棍、冰水，以免使阳气继续受损。同时，还要适当多吃一些具有温阳益气作用的食物。

温阳食物一览表

五谷类	糯米、芡实
蔬菜类	韭菜、洋葱、茴香、刀豆
干果类	龙眼肉、核桃仁、板栗
肉类	羊肉、狗肉、牛肉、鸡肉
调味类	葱、姜、蒜、辣椒、花椒、胡椒、桂皮

在这里，我为老年朋友再推荐一道经典的食疗方——当归生姜羊肉汤。

当归生姜羊肉汤

原料：羊肉 300 克，生姜 5 片，当归（饮片）10 克，料酒、食盐各适量。

做法：羊肉剔筋膜，焯水后沥干，切片；把当归、生姜、羊肉放入砂锅中，加入适量清水、料酒、食盐，大火煮沸，再改用小火炖至羊肉熟烂即可。

这道食疗方之所以经典，是因为它出自医圣张仲景的名著——《金匮要略》，已经流传了一千多年。方中所用的羊肉是温补气血的极佳食物，生姜同样起到辅助温阳的作用。在这个方中还特别用到了当归，当归是补血之品，性温，也有温阳的作用。

阳虚体质怎么养

中医调理阳虚体质的原则是扶阳固本、防寒保暖，也就是一方面增加体内阳气，一方面保护体内阳气不流失。

增加体内阳气的方法，除了上面提到的食疗，主要就是适当运动和晒太阳。阳虚体质者最好能进行适量的身体锻炼，所谓"动则生阳"，坚持运动对阳气的提升有着非常重要的作用。适合阳虚体质者的运动有很多，比如散步、慢跑、太极拳、五禽戏、八段锦和舒缓的舞蹈等，但像游泳这种被寒湿包围的锻炼项目不适合阳虚体质者，因为阳虚体质的人本身就畏寒怕冷，风寒容易乘虚而入，所以不要在阴暗潮湿的环境中锻炼，尽量在阳光充足的户外进行活动，多晒晒太阳。

保护体内阳气不流失的方法很简单——注意保暖。阳虚体质者不宜在阴暗、潮湿、寒冷的环境中居住；即使是夏天，也不要长时间待在空调房间里。另外，身体的背部、腹部、足部要重点保暖，不用担心别人的看法，觉得冷了就多穿些，因为阳虚的身体已经不能再经受寒凉的侵袭了，保护好身体的阳气是重中之重。

怎么也睡不踏实的阴虚体质

有些老年朋友一到夏天，晚上就会翻来覆去地睡不着，第二天早晨起床后感觉异常疲倦；而有些老年朋友特别怕热，经常手脚心发热，过夏天对他们来说简直就是一种煎熬。这些都是阴虚体质的表现。

阴虚体质是指体内精血或津液亏损过甚，致虚火上升的一种体质状态。阴虚体质者中，以肝肾阴虚多见，常见面色潮红、口干咽燥、眼睛干涩、皮肤干燥等；喜欢饮冷水，却不解渴，特别是半夜口渴难耐；常常感到心烦，容易急躁；夜间容易失眠、多梦、盗汗；常常便秘，小便色黄。

〰️ 阴虚体质怎么吃

在日常生活的调养中，阴虚体质者一定要注意滋阴，尤其是肝肾之阴。要少吃羊肉、狗肉、辣椒、韭菜、葱、蒜、桂圆、荔枝等温热性的食品。水属阴，想要补阴，一定要多喝水，千万不能让身体缺水。在食疗中，多选用具有滋阴功效的食物，如下表所示。

滋阴食物一览表

五谷类	小米、黑芝麻
蔬菜类	山药、百合、银耳、西红柿、黄瓜
水果类	西瓜、梨、苹果
肉类	鸭肉、甲鱼、猪瘦肉

下面是一道既美味可口又功效显著的食疗方，特别推荐给阴虚体质的老年朋友。

莲子百合煲瘦肉

原料：莲子、百合各 20 克，猪瘦肉 100 克。

做法：将莲子洗净、去芯，百合洗净，猪瘦肉洗净、切块；将全部食材放入砂锅中，加适量清水，小火煮至肉烂，用盐调味即可。

此食疗方具有滋阴润肺、养心安神的功效，适用于有失眠、心烦、心悸等症的阴虚体质者。

～ 阴虚体质怎么养

阴虚体质者，其居住的房间应该通风、明亮，室温稍微凉爽一些较好，平日里要注意休息，避免熬夜，中午最好抽时间睡个觉。要注意控制自己的情绪，在遇到问题的时候，要学会冷静，过于急躁会加重阴虚体质的偏颇。

运动方面，只适合做强度适中、间断性的锻炼，比如太极拳、太极剑、八段锦等。运动时注意不能出汗过多，以免损耗元气。如果锻炼后出汗太多，要及时补充水分，尽量减少体内缺水的持续时间；阴虚体质的老年人不宜洗桑拿，否则出汗过多，会加重阴虚带来的不适症状。

走哪儿都能睡的痰湿体质

"心宽体胖"这个词语通常用来形容那些性格温和、长得较胖的人。在一般人眼中，这类人什么事情都想得开，能吃能睡，似乎没什么忧愁，这也正是痰湿体质者的表现。

所谓痰湿体质，是指由于水液在体内停留而导致痰湿凝聚，以黏滞重浊为主要特征的体质状态。既有先天的遗传因素，又与后天过多食用油腻食物、不爱运动有关联。

痰湿体质的人一般是这样的：形体肥胖，尤其是腹部突出明显，给人一种大腹便便的印象；面部肤色淡黄，黯淡没有光泽，容易出汗；舌质胖大，舌苔白厚或白腻，口中有黏腻感，痰多；经常感到胸闷、困倦，嗜睡；四肢沉重，有时会浮肿；对梅雨季节和潮湿环境的适应能力较差；大便常常不成形。

痰湿体质怎么吃

痰湿体质者体内水液代谢不好，这主要是肺、脾、肾的协调功能出现了问题。肺主通调水道，脾主运化水液，肾主水，所以，痰湿体质者的调养原则就是宣肺、健脾、益肾、化痰湿。痰湿体质者要少吃肥肉、油腻、黏性、甜腻的食物，不宜过量饮酒和暴饮暴食。应该多吃一些蔬菜水果类的清淡食物，特别要多吃一些具有健脾利湿、化痰祛痰作用的食物。

祛湿化痰食物一览表

五谷类	薏苡仁、白扁豆、玉米
蔬菜类	冬瓜、茭白、洋葱、葫芦、苋菜
水产类	鲫鱼、青鱼
其他	茯苓、陈皮

再为老年朋友推荐一道药膳——扁豆香薷粥，对改善痰湿体质的症状有一定作用。

扁豆香薷粥

原料： 扁豆 30 克，香薷 15 克，粳米 60 克。

做法： 将扁豆、香薷、粳米洗净，加水煮成粥。

这道药膳粥中，扁豆具有健脾祛湿的作用，香薷具有化湿和中的功效，尤其夏季暑湿较盛时食用。

痰湿体质怎么养

中医认为，寒生湿、湿生痰。因此，痰湿体质者在起居养生方面要注意避开潮湿寒冷的生活环境，住所应该向阳、干燥、通风，远离河边、湖边等有湿气较重的地方；夏天尽量少用空调，这样才可以提高自己耐暑湿的能力；衣服最好选择透气吸湿的丝、棉、麻材质，不要穿着化纤衣物，衣服款式应该宽松舒适，有利于汗气的排出。

由于痰湿体质者多肥胖，很容易疲倦，所以要根据自己的身体状况，循序渐进地坚持体育锻炼。凡是适合单纯性肥胖的体育运动都适合痰湿体质的老年人参加，比如散步、慢跑、打乒乓球、打羽毛球、游泳、跳舞等。运动之时要注意控制好运动的节奏，劳逸结合，不要一曝十寒。

总像没睡好一样的血瘀体质

有时候我们看见有的人总是一副熬了几宿、没有睡醒的样子，浓重的黑眼圈、粗糙的皮肤使整个人都显得毫无精神。其实，这并不一定是睡眠不足造成的，血瘀体质者就有这样的特征。

血瘀体质是指体内血液运行不畅，以血液瘀滞为主要特征。有血瘀体质特征的人，往往形体较瘦，面色大多较晦暗，容易产生黑眼圈，眼睛经常出现充血状态，口唇黯淡；皮肤干燥、粗糙，没有光泽，且经常在不知不觉中出现瘀斑；刷牙时常出现牙龈出血；极容易受外界环境影响，易烦躁，动辄发怒；容易健忘。

血运不畅、瘀血内阻是血瘀体质者主要的病理基础，这种体质的形成往往与体弱久病或忧郁情绪有关。血瘀程度较为严重之时还会诱发多种疾病，比如死亡率较高的心脑血管疾病，一定要引起老年朋友的重视。

血瘀体质怎么吃

血瘀体质者首先应该注意少食生冷性寒的食物，因为寒凉会加重血瘀程度。如果平时有饮酒的习惯，可以少喝点葡萄酒、黄酒来活血化瘀，但不宜过量。日常饮食中，建议多选用具有活血、理气作用的食物，如下表所示。

活血理气食物一览表

蔬菜类	香菇、油菜、茄子、洋葱
水果类	山楂、陈皮、杧果、番木瓜
其他	红糖、玫瑰花

按照惯例，下面再为老年朋友特别推荐一道活血食疗方，以供参考。

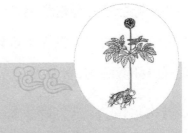

当归田七乌鸡汤

原料： 乌鸡 1 只，当归（饮片）10 克，田七（粉）5 克，
生姜 3 片。

做法： 乌鸡洗净，切块；将乌鸡块放入砂锅，再加入
当归、生姜；加入适量清水和盐；加盖，大火
烧开后，加入田七粉，再上锅隔水蒸，用大火
蒸 2 个小时至鸡肉烂熟即可。

当归是一味常用的活血养血药材，平常老百姓都有所了解；另外一味田七，可能有些朋友不太清楚，其实田七就是我们常说的三七，也是一味非常好的活血药，民间经常拿来炖鸡食用，滋补效果极佳。

血瘀体质怎么养

血瘀体质者想要改善体质，就应该让自己的血液流通得顺畅起来。冬季气温较低，血液流动速度比以往更加缓慢，这会加重血瘀的程度，所以在寒冷的季节，一定要做好防寒保暖的工作，及时根据气温变化增减衣服，天气过冷的时候尽量不要到户外活动，避免受寒。

动静结合才能促进血液循环，所以适当地锻炼对血瘀体质者是必不可少的。由于血瘀体质者的心血管功能较弱，所以要多做有益于心脏血脉的活动，采用小负荷、多次数的锻炼方式进行全身都能活动的锻炼方式，如太极拳、八段锦、保健操以及其他适合的舞蹈。在运动的过程中一定要特别关注身体状况，如果出现胸闷或心绞痛、恶心、眩晕、头痛、呼吸困难等不适症状，要立即停止运动，并及时去医院检查。

血瘀体质中还要特别注意情志上的调养。苦闷、忧郁的心情会加重血瘀情况，所以在生活中一定要注意培养乐观积极的生活态度，多参加社交活动，只有精神愉悦了，气血才会畅通，才有利于血瘀体质的改善。

瞅什么都不顺眼的气郁体质

有些人特别容易唉声叹气，他们常常会感到胸口憋闷，甚至感觉胁肋胀痛，而只要长吐一口气就会感觉特别舒畅，像这样的情况，往往都是因为气郁体质。

气郁体质者性格偏内向，情绪不稳定，遇事敏感多疑、脆弱忧郁，常无缘无故地叹气，容易失眠多梦，食欲时好时坏，适应外界和精神刺激的能力较差。气郁体质的成因既可能由于先天遗传，也可能是由于长期情志不畅、气机郁滞所致。

性格和情绪上长期的抑郁会导致体内的血循环不畅，影响脏腑生理功能的正常运转，更容易诱发抑郁症等精神疾病。所以，气郁体质者务必要注意通过日常生活的调养来改善这种体质的偏颇，如此方能快乐地享受晚年生活。

气郁体质如何吃

中医往往把气郁归于肝，称之为肝气郁结。肝主疏泄，担负着调节情志的重要任务，肝脏出现问题之后，不仅会影响身体健康，也会影响精神状态，让人有了坏心情却难以宣泄，积郁成疾，如此恶性循环。因此，气郁体质者应该把调理重点放在疏肝理气上，像乌梅、青梅、杨梅、草莓、酸枣、山楂、李子、柠檬、石榴、杨桃等酸涩收敛、不利于肝气疏解的食物要少吃；如雪糕、冰激凌、冰冻饮料等冰冷食品也不适合气郁体质者。此外，可以适当多吃一些具有疏肝理气、醒脾开胃功效的食物，如下表所示。

疏肝醒脾食物一览表

蔬菜类	洋葱、韭菜、葱、姜、蒜
水果类	佛手、柑橘
其他	陈皮、玫瑰花

佛手橘皮茶是我经常推荐的一款食疗方，有利于改善气郁体质，下面将制作方法介绍给老年朋友们。

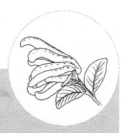

佛手橘皮茶

原料：佛手 3 克，陈皮 3 克，红茶 3 克。

做法：将佛手、陈皮、红茶一起放入保温杯中，加入沸水冲泡，盖上盖子，半小时后即可服用。

佛手和陈皮都是疏肝理气的佳品，非常适合气郁体质者，这里之所以用红茶而不用绿茶，是因为绿茶偏凉，寒凉不利于舒畅气机，而红茶偏温，相比更为适宜。

气郁体质怎么养

气郁体质者的居住环境最好是安静的，周围没有嘈杂喧闹的市场或商业街，以免在需要休息的时候却无法好好休息，让心情更加郁闷烦躁。

气郁体质者大多性格较内向，不喜欢出门锻炼身体，但从改善体质的角度来说，气郁体质者比其他体质的老年朋友更需要走出家门、参加活动。在家里封闭的环境中运动和在大自然的广阔空间里运动是不一样的，户外活动更有助于情绪的发泄，对疏肝理气、增进食欲、促进睡眠有积极意义。与朋友结伴而行，一起散步、跳舞都是不错的选择。

培养广泛的兴趣爱好也有益于调理气郁体质，比如摄影、唱歌、读书、绘画、剪纸、下棋、种花等，做自己爱做的事，让生活充实起来，保持每天都有新鲜感，乐趣也就多了起来，心态趋于平和之后，内心的忧郁和孤独感自然而然就会烟消云散，气机得以通畅，体质也能够改善。

容易过敏的特禀体质

为什么夏日里一起结伴去公园游玩，有的人却边走路边打喷嚏，好像受凉了一样？为什么一起去饭店聚餐，有的人却这个不吃、那个也不吃？为什么有的人看见小狗小猫就厌恶得不行？千万不要先入为主地认为他体质虚弱、他偏食挑食、他不喜欢小动物，这一切怪异举动的背后可能都源于一个原因——他们是特禀体质。

所谓"特禀体质"，顾名思义就是这种人的体质具有特别的禀赋，是指主要由遗传因素所形成的一种特殊体质。其中，以过敏现象最能代表特禀体质的特质。有些人的过敏反应是来自是家族性遗传，爸爸对花粉过敏，儿子出生起就对花粉过敏，一生都是如此；有些人的过敏反应可能幼时没有显现，而一场大病之后突然被诱发出来。

身为特禀体质的人，往往对内外环境都特别敏感，容易对药物、食物、花粉、粉尘等过敏，轻者可能发生打喷嚏、腹痛、腹泻等症状，重者甚至出现休克、死亡；有的人甚至还对情绪过敏，大喜大悲、忧虑烦恼、压力过大的时候，便会出现各种过敏反应，比如一紧张的时候肚子就不舒服，一激动的时候皮肤就会感觉奇痒难耐。

特禀体质怎么吃

特禀体质者可以适当地吃一些糯米、燕麦、菠菜、胡萝卜、红枣等；慎食生冷、肥腻、腥膻、甜腻的食物，少食荞麦（含致敏物质荞麦荧光素）、蚕豆、白扁豆、鹅肉、羊肉、猪头肉、鲤鱼、虾、蟹、韭菜、酒、辣椒、浓茶、咖啡等容易引发过敏的发物。

下面推荐一道比较适合特禀体质者的食疗方——黄芪灵芝炖瘦肉。

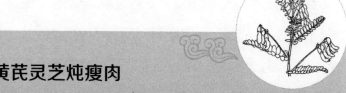

黄芪灵芝炖瘦肉

原料：猪瘦肉 100 克，黄芪（饮片）15 克，灵芝 10 克，姜 3 片。

做法：猪瘦肉洗净，切成小块，连同黄芪、灵芝、姜片一起放入砂锅，加入适量的盐和清水，加盖，用大火煮沸后，再隔水蒸 2 个小时即可食用。

黄芪、灵芝是常用的补气药材，对提高机体免疫力、改善特禀体质有一定的调理作用。

特禀体质怎么养

特禀体质者的居室应该保持干燥、通风、明亮、干净。要注意居室卫生，所用的被褥、床单、枕巾要经常换洗或者晾晒，以免因尘螨而触发过敏反应。对于新装修的房屋，不要立即入住，至少 3 个月后再搬入为宜。

有些老年朋友会对春天的花粉、秋天的枯草微粒过敏，所以最好在春秋两季尽量减少外出频率和时间，不去有花有草的地方，保护好自己；有些老年朋友则是对动物皮毛过敏，所以不宜穿戴皮毛制品，更不适合饲养猫狗之类的宠物。

人的体质不是一成不变的，通过运动锻炼可使身体气血流通更顺畅，体质得以增强，逐步增强对环境的适应能力。慢跑、快走、太极拳、八段锦、乒乓球、舞蹈等都比较适合特禀体质者，只要能持之以恒，定会看到效果。需要特别指出的是，春天或季节交替时千万不能长时间在户外运动，尤其是以前发生过运动诱发性哮喘的老年朋友。

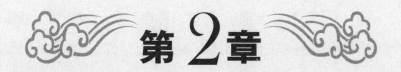

第2章

顺时而为，养生就能事半功倍

养生其实很简单，那就是顺应四时，顺其自然。

人体五脏的生理活动，必须适应四时阴阳的变化，才能与外界环境保持协调平衡。想要健康长寿，就必须根据春夏秋冬各自的特点来安排日常生活，改正不良的生活习惯、树立良好的生活原则。那么，具体应该怎么做呢？

跟随四季，调整身体的节奏

春：养肝－防风

"春种一粒粟，秋收万颗子。"春天万物萌生，一派欣欣向荣的景象，此时正是调养身体的绝佳时机，春天养好身体，一整年都会受益。

在中医理论中，春季对应五脏中的肝，是一年中肝火最旺的季节，容易出现身体上的不适和情绪上的波动。因此，春季应该注重肝脏的调理，不让负面情绪掌控自己的生活，影响身心的健康。

春季养生第一要务——戒怒、畅怀

肝最怕什么？最怕气不顺！我们常常会听别人说"怒伤肝""气大伤身"这样的话，一点也不假，无论是火冒三丈的"怒发冲冠"，还是忍气吞声的"敢怒不敢言"，都会严重影响肝脏的气血运行，导致肝脏气机不畅，最终损害肝脏的健康。愤怒或郁怒的情绪，除了会严重损害肝气外，还会顺带连累到脾胃。你会发现，脾气特别大的人，往往都有胃痛、胃胀的毛病，为啥？因为肝气不顺的同时，它会去侵扰胃，导致胃气也跟着不顺畅。

我们说春天是万物复苏的季节，所谓的万物复苏，当然也包含人体气机的复苏，具体来说，就是肝气的条达。肝在人体中的地位实在太重要了，中医说"肝主疏泄"，就是说人体气血运动的条畅与否，很大程度上是肝气决定的。肝气一旦郁滞不舒，整个人都会陷入不畅快的状态。所以说，千万要保持情绪舒畅，乐观开朗地面对生活中的各种问题，如此一来，肝气才会顺达，肝火才无从升起。

我们说，养肝最好的方法就是不生气。除此之外，最好还能配合运动和饮食。

春季时蠢蠢欲动的季节，是要迈开双腿、出门活动的季节，如果天天闷在家里，不仅影响心情，也对养肝不利。春季的运动讲究时间和运动量，春季，尤其是早春，早晚温差大，还时有倒春寒，所以运动也要挑对时机，选择阳光明媚的时间段出门活动，别为了运动而去冒寒受冻，反而容易出问题。

饮食上，春季养肝最适合食用蔬菜，如补肝明目的胡萝卜、平肝安神的芹菜、平肝清热的西红柿等都是不错的选择。下面再推荐一道简单易做的养肝美食，供老年朋友参考。

春日养肝汤

原料：银耳 10 克，枸杞子 10 克，新鲜鸡肝 2 个。

做法：将所有材料洗净，鸡肝焯水去浮沫沥干，锅中放入所有食材和适量清水，煲汤至鸡肝熟透即可。

这道汤中,既有枸杞子以补养肝血,又有鸡肝以养肝明目,还有银耳以清肺润心,三种原料搭配食用,特别适合肝血亏虚、眼睛干涩的老年朋友。

春季养生第二要务——防风

春季是多风的季节,同时春季气温渐渐升高,人体皮肤腠理也开始变得舒张,因此要特别注意防风御寒(倒春寒)。防风的另一个意义,在于"风通于肝气"。中医认为春季的风气与人体的肝脏是密切相关的,春季冒风很容易引起肝阳上亢、助长肝火,尤其对患有高血压病、心脏病的老年朋友来说非常不利。

古代的养生家们常常提到一句话,叫作"避风如避箭",这风,厉害的时候就像箭一样,会影响人体健康,因此千万不要忽视春季防风。在刮大风的天气里,即便是穿得不多不厚,也应该穿着防风效果好的衣服,还需要重点保护头部不受风的吹袭,以免引发头痛、头晕。体质较弱的老年朋友最好不要在大风天气里出门,大风会卷起沙土、灰尘,极易引发呼吸道感染,纵然风寒没有致病,飞扬在风中的细菌和病毒也容易致病。

夏:养心 - 避暑

夏季是万物生长、欣欣向荣的季节,天气炎热,昼长夜短,此时人体阳气渐渐充盛。夏季非常利于为身体储存阳气，从而提高抗病能力、顺利地度过阴气较重的秋冬季节。

按照中医理论，夏季属火，与心相应。心主血脉，它是血液循环的动力器官，维持着各脏腑组织器官的正常生理活动，只有心气旺盛、心血充盈，其他脏腑才能营养充足、运转正常；心主神志，心的功能正常，人的精神就旺盛、神志就清楚。

夏季养生第一要务——养心

夏季炎热，人体多汗，中医认为"汗为心之液"，大量出汗必然会让心气损耗。所以夏季养生保健的一大关键点便是养心，应以保证心脏主血脉和主神志的功能正常为主要任务。那么具体来说，养心应该做些什么呢？

首先，观舌察心。中医认为"心开窍于舌""舌为心之苗"，这就告诉我们，心脏的健康与否是可以通过舌的色泽和形态反映出来的。舌色红润、舌体柔软灵活、舌头味觉灵敏、说话时语言流利，则表明心的功能正常；舌色淡白、舌体胖嫩，则说明心血虚亏；舌色暗紫、上有瘀斑，则表明心血瘀阻；舌尖鲜红、口舌生疮，则表示心火旺盛。

知道症结所在之后，然后就可以对症调理了。

心血虚亏的老年朋友应该避免外界的不良刺激，不宜过劳或思虑过度，可以适当食用大枣、阿胶、枸杞、桂圆等来补血益气；

心血瘀阻者应该注重调适情绪，遇事应宽容大度、不斤斤计较，平常可适当服用三七等活血之品；

心火旺盛者应该多饮水，可以适当食用一些苦味的蔬菜，比如芹菜、苦菜、苦瓜等。

除此之外，养心还有一点就是保持情绪的舒畅，心情好了，心气也就疏通了，这是养心的第一大法，切勿小视。

夏季养生第二要务——"无厌于日"

"无厌于日"是《黄帝内经》上的话，意思是夏天白天的时候，不要老宅在家里，要多出去接触阳光。也许你会纳闷，大夏天的，天气这么炎热，怎么还要去外面多晒太阳？烈日当头、酷暑难耐，躲在屋子里吹空调不是更舒服吗？

没错，夏天待着空调房里是很舒服，但却可能损害健康，为身体埋下疾病的种子。为什么这么说？很简单，因为空调吹出来的寒风会伤阳气。人体的阳气，追根究底是来源于太阳，远离了太阳，阳气就容易衰弱，不利于身体健康。老年朋友本身就多属于阳气衰弱的状态，更是不能天天待在寒凉的空调房里，还是应该选择适当的时机到户外走走，接受阳光的普照和恩赐，尤其多晒晒后背，有利于将体内的阴寒邪气驱除出去。

夏季养生第三要务——避暑

前面第二点说了要"无厌于日"，这里又说要避暑，似乎两者是矛盾的。其实不然，我们说夏天要适度地在户外活动，要选择气温不算太高的时间段出门，而不是说要在最热的时候顶着大太阳暴晒。

中暑是夏季常见病之一，当我们长时间处于温度高、湿度大、通风不良的环境时，体内热量持续蓄积，体温不断上升，水盐代谢紊乱，就容易出现中暑。睡眠不足，过度疲劳，过度饮酒，也会增大中暑的概率。

虽然我们掌控不了夏季的气温，但是预防中暑、祛除暑气其实并不是一件难事，只要从生活起居和日常饮食方面加以注意就可以远离暑湿、暑热的困扰。

耐热能力较差者应将室温控制在 26 ~ 28℃、湿度保持在 30% ~ 35% 为宜，室内应通风、空气应清新，尽量不要在烈日当头的中午出门，即便出门，也应该穿浅色的衣服，带一把遮阳伞，既可以防中暑，也可以防晒伤。进行户外运动时，强度和时间都要控制好，不要逞能。

在饮食方面也有很多需要注意的地方。不要食用太多性热的食物，如辣椒；注意保证自己每天有足够的饮水量，要定时饮水，不要等口渴时再喝，要喝温开水，不要喝冰水、"陈"水，要慢慢喝；可以食用一些具有祛暑生津作用的绿豆粥、荷叶粥、扁豆粥等；适当吃些苦味食物，比如苦瓜、苦菜、苦丁茶，都有利于清心败火、消暑祛烦；入夏常备一些防暑药，如仁丹、十滴水、清凉油、藿香正气水。

除了这些之外，适当喝点清凉解暑的饮品也是不错的祛暑方法，这类饮品中的食材本身就具有清热解暑、泻火除烦的功效，而且饮品中所含的水分还可以补液止渴。下面推荐一种居家生活中较为常见的解暑饮品。

西瓜内皮饮

原料：西瓜内皮 200 克，金银花 10 克，冰糖 20 克。

做法：西瓜内皮洗净切碎，金银花洗净，将两者放入锅中，加适量清水，大火煮沸后改小火煎煮 20 分钟，用纱布过滤取汁，再加入冰糖 20 克即可。

西瓜是夏日里的消暑佳品，中医认为西瓜内皮性凉味甘，对因暑热而导致心烦口渴、目赤、咽喉肿痛、小便色黄等有一定的治疗效果。

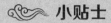

小贴士

如果一旦不小心中暑了，老年朋友应该怎么办呢？症状较轻时，应该立即脱离高温环境，去阴凉通风处休息，多喝些含盐的清凉饮料，或用冷毛巾敷头部；出现头晕、恶心、呕吐等明显症状时，可服用十滴水、仁丹；症状严重到已经陷入昏迷时，应立即送往医院抢救。

秋：养肺－润燥

秋季一到，各大医院的呼吸科门诊就忙碌了起来，有的人是经受不了秋季干燥的天气，口干鼻燥，皮肤干痒不适；有的人是被秋季较大的昼夜温差所影响，导致风寒袭肺，鼻涕不断，咳嗽不止。老年朋友们一定要注意秋季养生，调理出一个强健的体质，这样才能为即将来临的、更加寒冷的冬季做足准备。

中医认为，秋季与人体的肺脏相应。肺是人体重要的呼吸器官，肺气的强弱在很大程度上决定了人体对外界气候变化的适应力。同时，中医有句话叫"肺为娇脏"，意思是肺是比较娇弱的脏器，容易受到外界环境的影响。如果在秋季没有保养好肺脏，就会导致肺功能下降，必然易感外邪而引发疾病。

秋季养生第一要务——养肺

人人都知道吸烟伤肺，是肺癌的重要诱因，所以老年朋友想要养护肺脏，一定要把烟完全戒掉，否则进补再多的营养，都补救不了一盒香烟中的尼古丁和焦油对肺部造成的伤害。

在饮食上，辣椒、花椒、生姜、葱、酒等辛辣食物一定要少吃，不然会导致肺热，加重肺燥；山药、鸭肉等可以滋养肺脏，可以在秋季适当食用；绿豆、萝卜、芥蓝、芹菜等食物适合调理肺热的症状。

除了饮食，这里再推荐一种养肺的极好方法——呼吸锻炼法。

呼吸锻炼法的最好方式是腹式呼吸，它对于加快对肺部细胞的修复、改善肺功能大有好处。具体方法是用鼻吸气，到腹部隆起、气达丹田时，再用口呼气，至腹壁完全内收时，再用鼻吸气。一呼一吸为 1 次，每分钟做 6 次即可，最好能每日早、晚各做一次 10 分钟左右的腹式呼吸。坚持下去，你会发现肺功能在不知不觉中变得强大。

秋季养生第二要务——润燥

中医学认为，燥为秋季的主气，无论是秋分之前的温燥，还是秋分之后的凉燥，都会对肺部造成一定的影响。秋季过燥不仅会引发呼吸道疾病，还会导致皮肤干裂、瘙痒。老年人对秋天气候变化适应性及耐受力较差，就更需要预防温燥和凉燥对机体的侵袭。

秋燥易伤津液，饮食调养上应以"清润"为主。平时可以多饮些白开水、淡茶等，早晨起来喝一杯白开水或蜂蜜水是最好不过了，可以通过缓解呼吸道的脱水情况来减轻肺部不适。

除此之外，还可以适当吃些具有养阴生津功效的食物，比如番茄、银耳、梨、甘蔗、百合、蜂蜜等。需要注意的是，梨、甘蔗等润燥食物大多寒凉，有胃寒、呕吐、腹泻等症状者不宜食用，阳虚体质者可以将梨等煮熟后食用。

清润的汤水可以减轻燥邪对机体的伤害，下面特别推荐一道具有滋阴润燥功效的食疗方。

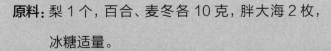

百合梨汤

原料：梨 1 个，百合、麦冬各 10 克，胖大海 2 枚，冰糖适量。

做法：梨洗净、去核、切块，与百合、麦冬、胖大海一起加水同煮，待梨八成熟时，加入适量冰糖调味即可。

除了通过饮食上的调理来增加体内水分、对抗干燥的气候外，反攻为守地减少体内水分流失也是秋季养生的方法之一。很多人在秋冬这种干燥的季节会出现皮肤脱屑、瘙痒的症状，当他们想用多洗澡来解决这个问题的时候，却发现洗澡越勤，皮肤越干燥、脱屑越多。所以建议新陈代谢不是特别旺盛的老年朋友洗澡不要太频繁，水温别太烫，更不要用力搓擦皮肤或使用碱性香皂，洗澡后记得喝一杯温开水，最好能给皮肤涂抹些油性的护肤品，补充皮肤上的油脂，锁住皮肤里的水分，这样可以缓解皮肤的脱水程度，使其远离脱屑瘙痒的不适感。

冬：养肾－保暖

寒冷的冬季到来了，万物静寂，似乎一切事物都减缓了前进的步伐，但是养生这件事绝对大意不得，老年朋友冬季里都应该注意些什么才可以让体质得以强化，更加健康呢？

按照中医学的理论，冬季应于肾。我们常说，"肾为先天之本"，什么意思呢？很简单，即：肾是决定你身体素质的根本因素。人体衰老的过程，很大程度上就是肾气逐渐衰弱导致的。当肾气肾精不足时，就会出现骨软无力、腰膝疼痛、牙齿松动、耳鸣耳聋、头白发脱等。

冬季养生第一要务——暖肾阳

冬天的时候，人与大自然相应，都是处于阴盛阳衰、阳气潜藏的状态，而人体阳气根源于肾。肾脏既要为冬季避寒准备足够的能量，又要为来年阳气回升而积蓄力量。冬季寒邪最易伤肾阳，会出现腰膝冷痛、夜尿频多、怕冷畏寒等症状，同时还会影响其他脏器的正常功能。因此，冬季一定要重视温暖肾阳。

先来看饮食。养生以不伤为本，别总惦记着能吃什么，要先知道什么不宜吃。比如，性寒的食物别吃，生冷的瓜果蔬菜，吃多了伤阳气；其次，饮食千万不可过咸，咸伤肾。

那么，冬季温肾暖阳适合吃什么呢？首选的是羊肉。羊肉性温，能温补肾阳，称得上是冬季补肾第一品。但是羊肉最好不要烤着吃，烤羊肉太燥，清涮羊肉最合适，再搭配山药、菠菜就最好不过了。除了这些食物，像黑芝麻、核桃，平时也可以适当食用，都有一定的补肾作用。当然，刚提到的这些食物再好，也不宜天天吃，一顿也不能海吃，适可而止，养生只在一个适度而已，不可太过。

一提到补肾，很多人都会想到六味地黄丸。确实，六味地黄丸在补肾方面能发挥较好的作用，但六味地黄丸不是保健品，需在医生的指导下服用，不可自行随便服用。而且六味地黄丸是补肾阴的，不适合阳虚体质者。

恰当的按摩对于养肾也有非常好的效果。我们可以经常按摩关

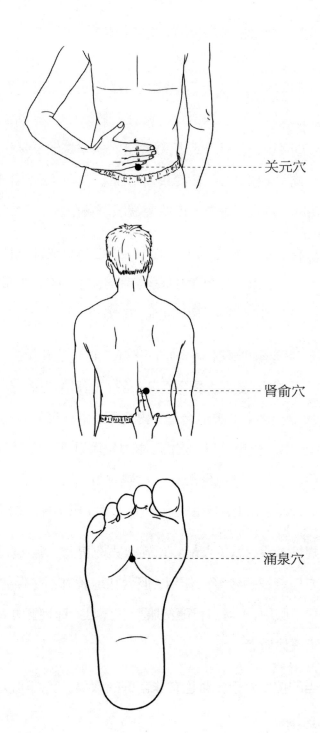

关元穴

肾俞穴

涌泉穴

元穴、肾俞穴以及涌泉穴，使肾精充盛、肾气健旺。

按摩方法是：首先将手搓热，用右手旋转按摩关元穴 50 次左右，可健肾固精，改善胃肠功能；再用手掌上下来回按摩肾俞穴 50 次，两侧交替进行，对肾虚腰痛有较好的治疗效果；然后用手指扣按两脚涌泉穴 80 次，直到足心发热，可以有效治疗心悸失眠、双足疲软。

老年朋友在冬季还应该多晒晒太阳，进行"阳光浴"，有助于肾中阳气的生发；还可以选择一些适合自己的柔缓的运动，比如散步、太极拳、太极剑等。

冬季养生第二要务——防寒保暖

冬季寒冷，新陈代谢的速度就会相对缓慢，体温调节能力与耐寒能力也下降了不少，受寒发病的概率更高。老年朋友要想平安地度过冬天，必须重视保暖工作，头部、背部、足部都是需要重点保暖的部位。

中医认为"头为诸阳之会"，人体内的阳气也非常容易从头部散发出去，引发感冒、头痛等症状，因此冬季一定要注意头部保暖，到户外去时最好戴上一顶帽子。

如果我们背部保暖不到位，风寒就会从背部经络上的各个穴位侵入身体，使阳气大受损伤，还可能诱发多种疾病，或是加重原有病情，或是让旧病复发。所以老年朋友最好能准备一件棉马甲，冷的时候就穿上、热的时候就脱掉，不给寒凉可乘之机。

双脚离心脏最远，血液供应较差，加上双脚的皮下脂肪层很薄，抗寒能力差，寒气容易从脚部向上侵袭人体，导致体内血液循环不畅，从而引发感冒。为了更好地为足部保暖，最好穿着厚实、透气、吸汗的棉袜，以及鞋帮和鞋底有一定厚度的鞋子。

四季运动有什么讲究

要想获得健康的体质，就应该把运动作为一辈子的事情去坚持。一年四季都要坚持运动，但是季节不同、气候不同，所以运动的侧重点和注意事项也就有所区别。

春季锻炼别太"激动"

气温开始慢慢回升的春季，的确是走向户外、进行体育锻炼的好时机。不过千万不要看到天气转暖、艳阳高照就一时兴起地跑出去进行剧烈运动或长时间运动，因为初春时的气温仍然偏低，身体各器官的功能也都处在一个相对低的水平，不适宜过度运动。

春季进行的运动应以恢复人体的机能为目的，大家最好选择一些节奏较慢、强度较低的项目，比如快走、放风筝和打太极拳等。多进行户外活动，但是不要在多雾、多风沙的天气里出门锻炼。运动之前必须进行充分的热身活动，尤其是那些体质虚弱或以前没有运动习惯的老年朋友。运动时要以不出汗或微出汗为宜，适度锻炼，不要过于追求立竿见影的运动效果。运动之后要及时换上干爽衣服，避免着凉。

夏季锻炼谨防过犹不及

俗话说："冬练三九，夏练三伏。"但这并不意味着大家要在闷热的天气里勉强自己去锻炼身体。夏季健身的项目以散步、慢跑、太极拳、广播操为宜，出汗量较多的运动不适合在夏季进行，否则大汗淋漓，既伤阴气，又损阳气。

夏季天气炎热，容易令人中暑，所以锻炼身体的时间最好选择在清晨或傍晚气温不高时进行，锻炼身体的场所也应该选择空气清新、阴凉的地方。当户外气温达到35℃以上时，大家就应该多休息少活动。运动过后，老年朋友应该适当饮用淡盐开水或绿豆汤来补充水分，不宜饮用大量凉开水或是冷饮来降温。

夏季一到，很多老年朋友都喜欢去游泳，不仅可以降温解暑，还能提高机体的抗病能力。但游泳不是到水里游几圈就可以达到健身效果的，大家在游泳时还需注意以下几个方面的问题：选择安全的游泳场所；做好下水前的热身活动，以防抽筋；饱餐或饥饿时不宜游泳；患有严重高血压、近期发生过急慢性中耳炎、支气管哮喘、贫血、肾炎的患者不宜游泳，以免使病情加重或发生意外。

秋季锻炼的"防"法论

秋季锻炼身体好处多多，既可以调养肺气，提高肺的功能，又可以增强身体对外界环境的抵御能力。不过，老年朋友还需注意到秋季早晚温差大和气候干燥这两种情况，进行体育锻炼时必须要防寒、防燥，如此才能收到良好的运动效果。

首先要防受凉感冒，不应清晨穿着单衣去户外活动，也不宜穿着运动后被汗打湿的衣服在冷风中驻留，出门应该多带几件衣服，根据天气变化加以增减；

其次要防运动损伤，运动前要做好充分的准备活动；

再次要防运动过度，秋季是人体气机处于收敛的阶段，一定控制好运动量，以免耗损阳气、津液；

最后要防秋燥，秋季干燥多风，运动后身体更是缺水，所以每次锻炼后应少量多次地喝白开水或淡盐水，适当吃一些滋阴、润肺、生津的食物。

冬季锻炼必须先预热

冬季天气寒冷，人也容易犯懒、不爱出门运动，但即便外面的环境确实不适合体育锻炼，大家也最好能坚持在室内进行锻炼。

冬季时，人体体表血管遇冷收缩、血流缓慢，身体的灵活度、反应能力都欠佳，如果马上进行运动，老年人很可能会难以适宜，甚至引起急病发作和运动损伤。因此老年朋友必须要做好锻炼前的预热准备活动，比如穿着暖和的衣服，尤其是注意腹部保暖，运动前进食少量能提供热量的碳水化合物，再喝一杯温热的白开水，以此来促进血液循环。

聊一聊四季防病的重点

不同的季节，老年人容易患上的疾病也会有所不同，想要做好顺时养生的保健工作，就不能忽视预防一年四季中相应的、易患的疾病。那么春夏秋冬每个季节里，老年朋友需要重点预防哪些疾病呢？

春季防病重点

一年之中，气温变化幅度最大、冷暖最不稳定的季节当属春季，很多疾病的初次发作和再次复发都发生在春季，只有做好春季的防病工作，才能为一整年的健康打下坚实的基础。春季需要重点预防以下疾病：

胃溃疡

春季人体新陈代谢旺盛、胃酸分泌增加，本身就胃肠功能较差的老年朋友很容易引起或诱发溃疡病，所以应坚持合理的膳食结构，少吃伤肠胃的食物；劳逸结合，保证每天有充足的睡眠；控制情绪，不轻易动怒；对腹部做好防寒保暖。

过敏性疾病

春季的空气中常含有大量致病微生物、花粉、杨柳絮，有些过敏体质者容易因此出现眼痒、鼻塞、流涕等症状，甚至诱发支气管哮喘、过敏性皮炎等病症。过敏体质者在春季需格外注意，尽可能避开鲜花开放的地方。

心血管病

每年三四月份是心血管病的发病高峰期之一，时风时雨、冷暖无常的气候特点，情绪也容易起伏不定，对心血管病患者极为不利。因此，本身就有心血管病的老年朋友应在春季衣着保暖，避免呼吸道感染；注意休息，避免剧烈运动或过度劳累；保持情绪的平稳；同时坚持服药，积极治疗，随身携带硝酸甘油片等应急药物。

关节炎

关节炎患者对气温、湿度的变化相当敏感。春季的气温变化频繁，有的地方忽暖忽冷，有的地方阴雨连绵，很容易使关节炎患者的症状加重。所以在春季应该特别注意关节部位的保暖和全身保暖；受寒之后，要及时用热水泡脚来增强关节血液循环。

〰️ 夏季防病重点

临床医学表明，夏季保健不当会让很多冬季常发或特别严重的病落下病根，气温高时，这些疾病潜伏在体内、不会立即发作；气温低时，它们则会发作、变得严重。所以，大家应从初夏开始就多加注意与这些致病因素相关的生活习惯和行为，防患于未然。

各类关节疼痛及肢体麻木

冬季易发这类疾病的老年人在夏季时就不要接触湿寒之气，避免风寒湿气深入经络之中。忌洗冷水浴，慎游泳；晚上不要长时间待在户外，也不可以睡在地板上；衣服不可过于清凉，要在易发病的部位适当保暖。

慢性支气管炎、哮喘

夏季应注意风寒，尤其是雨天和夜晚要注意保暖，少食或不食冷饮以及性味寒凉的食物。

慢性腹泻和虚寒性胃痛

容易在冬季患上肠炎、结肠炎、肠功能紊乱等症的老年朋友，在夏季应该少吃寒性瓜果和冷饮冷食，保护好脾胃的阳气。

头痛

夏季再热也不应该用冷水洗头，洗头后应该尽快让头发干燥；不要在睡前洗头；不要让空调或电风扇的风对着头部直吹。

尿道炎

夏季是尿道炎的高发季节，平时要注意适当饮水，可以食用一些具有利尿作用的蔬菜水果，如冬瓜、西瓜、梨等，还要注意搞好个人卫生，勤洗澡、勤换内衣裤。

秋季防病重点

秋季气温骤降，有些可致敏的花粉、有害粉尘、刺激性气体等聚集在地面，细菌在这种天气里大量繁殖，人体抵抗力也降低，很容易患上病毒性呼吸道传染病，所以秋季的防病重点是保护好呼吸道，使其远离病菌。

支气管哮喘

气候转变较快时身体不能及时适应，再加上遇到致敏原，就容易诱发支气管哮喘。想要预防支气管哮喘的发作，大家应该经常锻炼身体、提高对环境的适应性，还需要了解自己的致敏原因，远离致敏原。

咽炎

秋季空气干燥，人们易上火、患上慢性咽炎。咽炎在老年人群中的发病率很高，预防咽炎有很多办法，比如保持室内合适的温度、湿度，适当使用加湿器；戒烟戒酒，避免辛辣食物对咽部黏膜的刺激；早睡早起、不熬夜；不要长时间地大声说话、唱歌，否则会损害咽部和声带，致其红肿发炎。

肺炎

呼吸道防御机能下降的老年朋友对气候的骤然变化极不适应，更容易得肺炎。预防肺炎的方法是：戒烟；避免过度劳累；保持心情舒畅；锻炼身体，提高御寒能力。

秋季腹泻

除了呼吸道疾病之外，秋季也是腹泻的高发期，以肠炎、细菌性痢疾最为多见。病从口入，大家一定要重视个人卫生与饮食卫生，定期清理冰箱，给餐具消毒；为腹部保暖、防止其受凉也很重要。

冬季防病重点

冬季气候严寒，是许多心脑血管疾病高发期，一定要做好保暖工作，保持情绪稳定，按时服药。除了心脑血管疾病之外，以下几种疾病也需要多加防范。

面瘫

寒风长时间直吹面部，导致其经络气血不通时，就会诱发以闭不上眼睛、嘴歪、表情僵硬为表现的面瘫。预防面瘫需要做好面部的保暖，比如：出门尽量戴口罩，坐汽车时不要摇下车窗让冷风直吹，避免在疲劳时和洗脸后接触冷风。

冻疮

冻疮虽然不是一种严重疾病，但却会严重影响生活质量。冻疮好发于面部、耳郭、手指、手背、足背、足缘、足跟等处，这些都是暴露在外而且末梢血液循环较差的部位。想要预防冻疮，就需要改善周身的血液循环，提高自己的抗寒能力。所以在冬季时应该重点保暖这些部位，特别是以前发生过冻疮的部位。

别忽视这些顺时养生的细节

"春捂秋冻"中应该注意的问题

"春捂秋冻"这句养生俗语想必大家都已耳熟能详了，意思是告诫人们春天不要急于脱掉棉衣，还需要注意保暖，秋天也不要感到天气转凉就急于穿上厚衣服，应该稍微挨点冻。虽然春捂秋冻有一定意义，但也不可以过于随意。

🌊 春捂的三项注意

立春之后，天气乍暖还寒，早晚温差很大，时冷时热很不稳定，过早地脱去棉衣、毛衣，容易受寒感冒。所以继续加强保暖工作，适当地"春捂"是有必要的。那么，我们到底应该如何"春捂"呢？这里有三项注意可以参考。

注意一：气温低于 15℃时要春捂。研究表明，15℃是捂与不捂的临界温度，当气温仍在 15℃以下徘徊时，应该继续穿着保暖的衣服，当气温持续在 15℃以上且较为稳定时，就可以稍微减少衣服，结束春捂了。

注意二：日夜温差大于 8℃时必须春捂。春季的气温是多变的，有时候中午还是 20℃，晚上却降到了 10℃，中午穿着正合适的单衣一到了晚上就显得非常单薄了。所以大家不应该以一天的最高气温来决定当天穿多少衣服，而应该以日夜温差大于 8℃作为应该春捂的信号。气温发生变化时，衣服也要增减，早晨、晚上和身处阳光照射不到的地方时，需要多穿一些衣服，晚上睡觉时也要把被子盖得稍厚一点，但也不应太厚，否则捂到大汗淋漓就不舒服了。

注意三：不要捂着头。有些老年朋友在春捂时习惯把自己裹得严严实实，戴着手套、帽子、口罩、围巾，只露出两只眼睛，这样虽然做足了保暖工作，但却未必对健康有利。因为春季是阳气上升的季节，头是诸阳之会，将头捂起来会阻碍阳气的宣发，令人出现眩晕、耳鸣、目赤、口干等不适感。其实春捂的时候，颈部、背部、腰部、膝关节和双脚一定要保暖，头部则不需要过度保暖。

秋冻，不是穿得少就可以

秋冻的本质是进行耐寒锻炼，建议大家从初秋气温渐渐下降时就开始适当秋冻。这段时间里，不要急于穿上厚重的衣服，多做些户外运动，经常打开门窗，让室内外的空气温差减小，如果身体条件允许，还可以用冷毛巾擦拭身体。这些举动都可以使身体逐步形成抵御风寒的能力，身体的抵抗力得以增强后，等到真正的寒冷——冬季来临时，才不容易因为体质不佳而受寒生病。

"秋冻"虽好，却不宜盲目，尤其对肾阳衰弱、禁不起过冷刺激的老年朋友而言，在气温大幅度下降的时候，他们对寒凉的刺激更加敏感，容易因此生病，还是应及时添衣保暖，不要逞强"秋冻"，对患有心血管疾病和哮喘病的老年朋友来说，道理也是一样的，不仅不能跟风"秋冻"，反而需要做好保暖、多穿衣服。

在"秋冻"的时候，身体的不同部位也要不同对待：颈部受凉后，向上容易导致颈部血管收缩、影响脑部供血，向下容易引起上呼吸道疾病，引发感冒、肺炎，因此颈部不宜秋冻，需要保暖；肩关节及其周围组织相对比较脆弱，对患有肩周炎的老年朋友来说，肩部需要常年保暖，秋冻时节也不例外；腹部受凉后，容易引起胃部不适，患有胃病的老年朋友一定注意不能让胃部受凉；脚部汇集了全身的经脉，一旦受凉，将会引发全身不适，也不宜秋冻。

如何应对春困和秋乏

想必很多老年朋友都对"春困秋乏"这四个字深有感触。春天时，在户外做了一会儿运动就觉得倦意顿生，只想赶紧回家睡觉，尤其是温暖的阳光照射在身上时，这种困意就更加强烈了；秋天时，在房间里写了几页纸的书法，就觉得浑身疲惫，就连坐在沙发上看电视也会觉得累，很想回到床上去睡觉。尤其是年龄越大的人，"春困秋乏"的现象就越明显，很多七八十岁的老年朋友在小区里的长椅上纳凉，坐着坐着就睡着了。

到底是什么原因造成了春困和秋乏呢？这种又累又困的状态

是不是体质下降、患有疾病的表现呢？应对春困和秋乏又有什么方法？下面就详细说说春困秋乏的问题。

🌀 春困是因为大脑累了

春困是人体随着自然气候、气温变化而相应产生的一种暂时的生理现象，不算是什么病症，无须特别治疗。但是"春困"也有轻重缓急之分，严重的"春困"有时候是因为血管情况不佳、血液循环不良。大脑缺血、缺氧较重，才导致如此睡意绵绵，简言之，就是大脑累了，于是困了。患有心脑血管疾病者，其"春困"症状往往持续时间长、程度重，这就需要引起重视了。

采取什么样的方法才能应对"春困"的萎靡状态呢？大脑累了，就应该从养脑护脑上下手，遵循以下生活方式就可以让大脑重新充满活力，不让"春困"影响正常的生活。

加强户外锻炼，新鲜空气能增强呼吸代谢功能，振奋精神。一日三餐不要吃得太饱，早餐必须吃，适当增加优质蛋白质和维生素的摄入。保证一定的睡眠时间，以此来消除疲劳、保证白天时足够清醒。困意严重时，可以交替用冷水、温水洗脸，或闻闻风油精、清凉油、花露水的气味，以此刺激神经来减轻困意。

秋乏是一种保护性反应

秋高气爽之时本应该也是神清气爽的，为什么很多人有"秋乏"之感呢？夏季炎热，大量出汗使水盐代谢失调，致使能量消耗相对增加又得不到补偿，到了秋天，人体的气、血、精、津都处于虚亏状态，为了使能量代谢达到基本稳定，脏腑功能恢复正常，人体便进入了一个周期性的休整阶段，大脑发出疲倦的信号来命令身体多作休息、减少活动，免得过多能量被耗费掉。

想要抵抗秋乏，方法有很多，比如注意饮食调整，加强营养，多多饮水，补充体能；晚上的睡眠一定要连续而充足，早上不要睡回笼觉，以免扰乱睡眠规律，导致夜间失眠、无法进入深度睡眠来充分休息；也可以用手指轻轻敲打头顶上的百会穴 100 次，而后按揉太阳穴、迎香穴各 3 分钟，能起到提神醒脑、解除秋乏的作用。

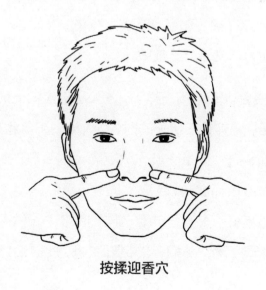

按揉迎香穴

需要指出的一点是，有些疾病的症状也是乏力，比如糖尿病，大家千万不能把所有的乏力、疲惫都当成了正常的秋乏，如果乏力伴有其他明显症状（如嗜睡、口渴、日渐消瘦、尿频等）的时候，就需要引起重视，尽快去医院请医生来诊断了。

谈谈"冬病夏治"

"冬病夏治"是我国传统医药中的特色疗法，指某些好发于冬季，或在冬季加重的疾病提前在夏天进行治疗，能够取得较好疗效，可以达到预防冬季时旧病复发，或减轻发病症状，甚至能够使其痊愈的目的。

冬季天气寒冷，阳气闭藏，人体此时的阳气也是敛藏于内，抵抗力下降，更容易患上疾病，对于一些冬季发作的病症，尤其是寒症，此时进行治疗往往见效缓慢，较难痊愈，就像是在雨天里晾衣服一样，耗时耗力却又没什么成效。

但是到了盛夏伏天就不一样了，冬天所患疾病此时正处于缓解期，夏季阳气足，尤其是三伏天的时候，人体的阳气也达到最高值，经络通达，气血充沛，正是一鼓作气驱除体内寒气的好时机，再加上天气炎热、血液循环加快，选取穴位进行敷贴，药物能通过皮肤、经络、气血直达病处，有利于外敷药物的吸收、人体阴阳平衡的调整。因此，夏季是治疗"冬病"的良好时机，此时治疗一些在冬季发病的顽疾往往能收到良好的成效，还可以为秋冬储备阳气，以抵御秋冬的阴寒之气。

哪些"冬病"适合"夏治"呢

所有阳气不足、肺气虚弱导致的疾病，以及一些免疫功能低下类疾病都适合"夏治"，比如：感冒、支气管炎、支气管哮喘、过敏性哮喘、过敏性鼻炎、慢性阻塞性肺病等呼吸道慢性疾病，类风湿性关节炎，颈椎病，冻疮，胃痛，慢性腹泻，结肠炎等。其中尤以气管炎、哮喘病、膝关节疼痛、冻疮等疾病的治疗效果最为显著。

"冬病夏治"的具体疗法

内服：根据辨证施治的原则，配伍中药内服，或者配制药膳进行食疗。

外治：根据辨证施治的原则，配伍中药，选取相应的穴位进行贴敷（即三伏贴），另外还有针刺、穴位注射、拔罐、刮痧等外治法，其中以"三伏贴"应用最多。

刚才已经提到了，无论是采用内服还是外治，都是在辨证施治的基础上进行的，所以敷贴的药物不可以"一膏贴"，就是说没有通治所有疾病的三伏贴，比如：慢性支气管炎、咳喘宜选用温散类药材，敷贴部位主要为定喘穴和肺俞穴；过敏性体质的哮喘宜选用祛风类药材，敷贴部位主要为风门穴、大抒穴等。

三伏贴的注意事项

三伏贴并不是每个人都可以贴的，也不是即来即贴的，那些皮肤高度过敏、虚火偏盛、正在发烧、患有肺结核和支气管扩张的老年朋友不宜进行该项治疗，要等到病愈之后才能敷贴，那些对患者情况不加问诊就动手敷贴的医生肯定是不负责任的。

贴敷时应该穿着透气性能较好的宽松衣物；每次贴敷时间应在2～3个小时；治疗期间饮食应该清淡一些，远离烟、酒、生冷、油腻、甜食、海鲜和辛辣食品；敷贴期间不要做剧烈运动；不要待在空调房内吹冷气，否则就会导致陈寒未去、新寒又到；敷贴后，皮肤局部会有轻微灼热、刺痒，都是正常反应，但若出现奇痒、灼痛难忍的情况，就应立即去掉药膏，涂抹上"万花油"或"烫伤膏"，若皮肤上出现破损的小水泡，可涂抹红霉素软膏消炎，并且要注意保护创面，不要抓挠、以防感染，若出现的是较大的水泡，应尽快到医院接受治疗。

您听说过"夏病冬治"吗

"冬病夏治"是很多人都耳熟能详的保健方法，不过一提到"夏病冬治"，却未必每个人都能回答上来是怎么回事了。"夏病冬治"即在冬天医治夏天容易患上或者发作的慢性衰减性疾病，多适用于夏季发作频繁且症状明显、而冬季症状缓解且发作较少或不发作的疾病。

在夏季发病的病症很多都是源于暑热或暑湿，在湿热的夏季诊治，往往只能治标不治本，针对性地清暑热、化暑湿，无法完成在阳气偏盛的夏季彻底对抗湿热的目标。再加上夏季人们的食欲和肠胃大多不好，大量服食补益药物，盲目追求去病根的效果，结果反而会让消化系统难以承受，引起其他病症。

等到寒冬季节，万物封藏，阴气浓厚，很多夏季盛行的疾病此时都到了缓解期、稳定期或恢复期，尤其是在三九天，这些病症最轻微，也最容易被攻克，这时抓紧治疗便可以防患于未然，等到来年夏天时，症状就会有所减轻。大多数的"夏病冬治"都能够起到提高身体素质和抗病能力的成效。

哪些"夏病"适宜"冬治"呢

一些容易在春夏季患上、发作的慢性衰减性疾病，如过敏性鼻炎、支气管哮喘、经常性感冒、急慢性气管炎、慢性咳嗽、慢性咽炎、慢性胃炎、结肠炎、颈肩腰腿痛、肠功能紊乱、病毒性肝炎、尿路感染、复发性口腔溃疡，以及美尼尔氏病、癫痫、夏季皮肤病、红斑狼疮等也常在夏季好发或加重的疾病，适宜在冬天治疗。

夏病冬治的疗法和注意事项

夏病冬治的常用方法有很多种，比如药膳食疗、中药汤剂、三九天的穴位敷贴、中药熏浴、针灸耳针、药酒膏方、穴位注射、埋线疗法、刮痧法、拔罐法、气雾剂吸入法等，具体还是要根据每个人的实际情况和耐受能力加以选择使用。

除了采用系统的治疗方法以外，大家还应该从初夏开始就注意调整好与自己疾病相关的生活习惯和行为。

另外需要指出一点，夏病冬治虽然能在一定程度上预防和治疗某些疾病、增强人体免疫能力，但是对于部分体质太差或是症状较重的人，仅在一小段时间内就想获得良好疗效是不可能的事情，夏病冬治是需要耐心和时间的，贵在坚持。

交节前后应该注意些什么

调查统计发现，在节气日前后会有许多急病重症发生，重视交节前后的自我调护是老年朋友绝对不可轻视的养生原则。想要安然度过交节前后，就必须注意保存体力，尽量避免情绪激动，饮食适度，保持二便通畅，及时增减衣服。这里重点分析一下春分、夏至、秋分、冬至这4个节气前后的养生问题。

春分

春分一般在每年的3月20日左右，这一天太阳直射赤道，地球各地的昼夜时间相等，气温不冷不热，所以保持人体的阴阳平衡是我们在春分前后的养生重点。

在春分交节的这几天，天气变化频繁，老年人穿衣一定要注意保暖，最好能加穿一件马甲，冷了就穿，热了就脱，以不觉寒冷、闷热为度。尽量不要早上出门、中午回来，或是中午出门、晚上回来，在户外停留过久会让身体经历冷热温差，于健康不利。

夏至

夏至一般在每年的 6 月 21 日或 22 日，这一天太阳直射北回归线，是北半球一年中白昼最长的一天。白昼是与阳气相呼应的，白昼长则阳气旺，阳气旺则阴气弱，所以保养心阴、克制心火是我们在夏至前后几天的养生原则。

大家此时切忌恼怒忧郁、思虑过重，不要让心火太旺。饮食宜清淡、易消化，不可过食热性食物和肥腻食物，以免助热，加重阴虚。西瓜汁、绿豆汤、乌梅汁等可以清心解暑，但不宜冰镇后食用或者食用过量，以免损伤脾胃。炎热的夏至正是进行空气浴、日光浴、水浴的好时机，可使全身血液循环加速、阴阳调和、体质增强。

秋分

秋分一般在每年的 9 月 23 日左右，这一天阳光几乎直射赤道，昼夜等长，秋分过后，阴气渐长，阳气渐收，意味着真正的秋季已经来临。阵阵秋风使得气温逐渐下降，人们的秋燥症状一般属于凉燥，此时也是胃病的多发季节。所以滋阴润燥和养胃生津是我们在秋分前后几天需要做的事情。

饮食方面可以适当吃一些黑芝麻、核桃、糯米等温润的食物。秋燥症状比较严重的老年朋友还可以适当用些润燥的中药,如百合、生地、玉竹、沙参、芦根等。但要注意不要无病进补,以免虚火上升,加重秋燥的症状。患有慢性胃炎的老年朋友,应注意增添衣服,做好胃部的保暖工作,切勿暴饮暴食,而且不宜食用过冷、过烫、过硬、过辣、过黏的食物。

冬至

冬至一般在每年的 12 月 22 日或 23 日,这一天太阳直射南回归线,是北半球一年中白天最短的一天,意味着数九寒天开始了。寒气通于肾,冬至前后几天,很多人的肾病容易复发;而且冬至是心气、心阳最弱的时候,所以保养肾阳、心阳是大家在冬至前后几天的养生要务。

在这段时间,白天应该尽量少外出,及时添加衣服,患有气管炎、哮喘、胃溃疡的老年朋友最好穿上一件厚背心,保护心、胃和肺部不受寒。患有心脑血管疾病老年朋友更要注意休息,不要劳累过度和激烈运动,以免损伤阳气,扰乱了体内的阴阳平衡。

第3章

能吃会喝是人生最要紧的事

我们常说"民以食为天"，可饮食真是一门大学问，什么人怎么吃、什么时候吃才能补益得当，需要好好研究。同样的营养元素或膳食结构，在不同的人身上会产生不同的效果，所以饮食要从个人实际情况出发，均衡营养，合理搭配，才能吃出健康，吃出长寿。

吃什么，要身体说了算

如何做好食物的粗细搭配

经济的快速发展和生活水平的日益提高让我们餐桌上的食物变得越来越丰富，菜式越吃越复杂，米面也越吃越精细。很多人年轻时粗茶淡饭地过着苦日子，如今生活条件好了，大鱼大肉、精米白面便敞开了吃，对粗粮杂粮不屑一顾，这种"食不厌精"的做法有时候并不利于健康。

一方面，高血压、高脂血症、糖尿病、冠心病、肿瘤的发病率与长期进食高脂肪、高热量、低纤维素食物关系密切。谷类粮食制作越精细，则纤维素的含量越低，能量的摄入就越容易，总能量也就更容易超标。

另一方面，拒绝了粗粮，就等于拒绝了其中含有的 B 族维生素、膳食纤维、微量元素，这些营养素在精细食物中往往含量较少或遭到破坏，长期饮食过于精细会造成体内营养失衡。

吃粗粮有什么好处

粗粮细粮都是相对而言的，大米、小麦等都属于细粮，糙米、小米、玉米、黑米、高粱、燕麦、大麦、荞麦、莜麦、赤豆、绿豆、黑豆、蚕豆、薯类等都属于粗粮。

饮食结构中添加粗粮是十分有必要的。粗粮是高纤维食物，适当地吃一些粗粮能降低对膳食中胆固醇和热量的吸收率，一方面可以控制体重，一方面减少了患上心脑血管疾病和癌症的概率。粗粮中某些营养物质的含量比细粮多，比如多数粗粮中富含维生素 B_1，它可以起到增进食欲和维护神经系统正常功能的作用；燕麦含有丰富的蛋白质；小米含有较多的色氨酸、胡萝卜素；玉米中的亚油酸、维生素、纤维素、矿物质的含量都特别丰富；豆类含有大量优质蛋白；薯类含有胡萝卜素和维生素 C。

认识到了粗粮、杂粮的营养价值，然后将其请上餐桌，老年朋友们就离营养平衡、身体强健越来越近，离营养不良或过剩、疾病缠身则越来越远。

～ 粗粮也不能吃得太多

任何事物都是相对的，把握好一个度，才能事半功倍。粗粮也是这样，虽然它的营养价值很高、是很多细粮不可以替代的，但并不是所有人都适合吃粗粮。

有些粗粮所含纤维素过多，需要较强的咀嚼力才能将其分解，一些牙齿不好的老年朋友过多食用质地较硬的粗粮反而会损伤牙齿，而且未被完全嚼碎的粗粮进入胃肠之后，给消化系统增加不少负担，影响其他食物中许多基本营养元素的吸收，甚至造成便秘或是腹泻。

细粮不能代替粗粮，粗粮也一样不能代替细粮。如果我们的身体已经处于蛋白质严重缺乏或大病初愈后的虚弱状态，那就应该少吃或慎吃粗粮，饮食结构应以高蛋白和高能量食物为主。

本身就患有胃病、肠道消化不良性疾病的人也不宜多吃粗粮，当消化功能较弱的时候，粗粮中所含的纤维素对肠胃的刺激会非常明显，容易导致病情恶化。

患有骨质疏松症的老年朋友也应该控制粗粮的使用量，粗粮里的纤维素对人体有益，但却会影响人体对钙的吸收，加重骨质疏松。

总而言之，我们不能偏爱细粮、不食粗粮，也不可以顿顿粗粮、远离细粮，只有做到粗细搭配，不挑食、不贪食，饮食结构才能合理，营养吸收才能全面，营养利用才能彻底。

如何做好饮食结构中的粗细搭配

粗粮千好万好，如果没有吃对那就不好了。那么每天吃多少粗粮才算合适呢？这里建议大家每天的粗粮摄入量以 30～60 克为宜，占主食的 1/3 即可，每天吃一顿就够了，一般早饭或晚饭吃粗粮比较好。

老年人的生理特点是牙齿松动或脱落、消化液分泌减少、胃肠道蠕动缓慢，机体对营养成分的吸收利用率下降。因此，在食用粗粮时，要考虑好相应的种类和搭配技巧，而不是想吃什么就吃什么。

在身体状况不佳时，老年朋友应该选择那些易于消化的粗粮，或者用粗粮细作的方法来使粗粮变得更加可口美味、易于消化，比如提前用清水泡发各种豆子，然后加在大米里，煮饭或煮粥；或是将大米、小米或玉米一起磨成粉末，和面蒸馒头、蒸花卷，制成杂粮面点；或是在煮大米粥的时候放入地瓜块或山药块……很多粗粮与细粮搭配起来，味道和口感都比单一食用更好，而且能提高营养元素的吸收率。

肉类食品，怎么选，如何吃

有人说素食更健康，有人主张荤素搭配更合理。其实，如果习惯吃素，并且没有出现营养不良，或是其他不适症状，大可不必轻易改变自己的饮食习惯。对于习惯吃肉的老年朋友，也不必非得改吃素，但是要注意节制地、科学地吃肉。

选择低脂肪肉类

很多人怕吃了太多肉会对身体健康有害，本质上还是担心肉里的脂肪含量过高。其实不同种类的肉、甚至同一种类肉的不同部位，它所含有的脂肪量是不同的，低脂肪肉类尤为适合我们老年人。

如何辨别哪些是低脂肪肉类，哪些是高脂肪肉类呢？一般来说，高脂肪肉类的口感较好，吃起来柔嫩、味香、偏腻；低脂肪肉类的口感就完全不同，吃起来肉质较硬较干、不是很香。常见的肉类中，牛肉、鸡肉、鱼肉属于低脂肪肉类，大家可以放心选用。

每天应该吃多少肉

每天吃肉以 50 ~ 100 克为宜，要适量，不宜多食。而且还不可以只吃纯肉菜，如红烧肉、溜肉段、烧鸡，将肉类与蛋类、蔬菜一起搭配烹制才好，这样既可以控制每天进食肉的总量，也可以促进肉中营养物质的吸收利用。

各种肉要搭配着吃

只偏食一种肉也是不健康的，有些老年朋友注重性价比，只吃鸡肉、鸭肉等价格较便宜的禽肉；有些老年朋友则秉持着"不买最好，只买最贵"的生活理念，只吃牛肉、羊肉和各种海鲜；有些老年朋友图省事方便，一次性购买大量猪肉，顿顿吃猪肉……

像这种偏食行为应该努力加以改变了，虽然猪肉的脂肪含量较高，但它也含有丰富的对人体有益的单不饱和脂肪酸和维生素 B1；虽然牛肉的脂肪含量较低，但它也含有大量对人体有害的饱和脂肪酸；羊肉中含有丰富的胆固醇、硒、钙等，不过其他必需营养素含量却低于猪肉和牛肉；鱼肉虽然多刺，吃起来麻烦，但它的脂肪细腻、易于消化。

由此可见，不偏食肉类，均衡地加以食用才是合理的饮食方法，畜肉、禽肉最好能搭配食用，无须刻意选择一种食用。

吃动物油，还是吃植物油

我们每天日常生活中有一味必不可少的调味品，那就是"油"，正确地选择油的种类，科学地加以烹制和食用，对我们的身体健康具有积极作用。

～ 我们应该吃哪种食用油呢

日常饮食中的油脂主要有两种，即植物油和动物油。

动物油中含 43.2 % 的饱和脂肪酸，是人体饱和脂肪酸的主要来源。不过它虽然吃起来很香，但含有较多的胆固醇，食用过多则容易诱发动脉硬化、高血压、冠心病、肥胖病等疾病，最好不要长期吃，尤其是已经患有上述疾病的老年朋友更要少吃动物油。

茶油、橄榄油、菜籽油富含单不饱和脂肪酸，经常食用可以调节血脂、预防动脉粥样硬化，对心脑血管疾病有预防作用；芝麻油、花生油、玉米油、葵花籽油则富含亚油酸和 α - 亚麻酸，具有降低血脂、胆固醇的作用；生活中最常用的大豆油富含两种人体必需的脂肪酸。

现在市场上也有很多植物调和油，是由玉米油、葵花籽油、花生油、菜籽油和大豆油等多种植物油为原料配比而成，脂肪酸比例较为合理，可以放心选用。

长期单一食用一种油很可能会造成脂肪酸失衡，不利于保健养生。在吃动物油还是植物油这件事上，最好是将植物油和动物油搭配食用，并且应该以植物油为主，偶尔吃点动物油就可以了。

如何才能做到低油的健康饮食

中国营养学会推荐的食用油使用量是每天每人 25 克。但在炒菜的时候，一不小心就会往锅里倒入很多的油，尤其是做油炸类食物的时候。油用得少了，菜的味道就不足，油用得多了又不健康，那么我们应该如何控制好食用油的摄入量呢？

厨房里最好准备一种有刻度的油瓶或是其他量具，在每次炒菜倒油时注意估算一下用油量，这样可以避免随手倒入了过量的油；制作油炸类食品的时候，一定不能用已经用过的油，油炸后的食品也最好将其放置在干净的吸油纸上或漏勺上，让多余的油被吸走或流走。

其实最好的控油方法莫过于少用煎、炸这样的烹饪方式，多用炖、焖、蒸、拌或用猛火快炒的烹调方式，既可以减少用油量，又可以尽可能地保留食材的营养成分。

关于吃蛋的那些事儿

蛋类是公认的营养元素非常全面的食物，蛋中含有丰富的蛋白质、脂肪、维生素和铁、钙、钾等矿物质，而且很容易被人体吸收，是延年益寿的食补佳品。不论是鸡蛋、鸭蛋、鹅蛋、鹌鹑蛋，其营养价值都不相伯仲。下面以我们最常食用的鸡蛋为例，跟大家聊聊吃鸡蛋的那些事儿。

吃土鸡蛋还是吃普通鸡蛋

农家散养的土鸡所生的蛋就是"土鸡蛋"，养鸡场用合成饲料养的鸡下的蛋就是普通鸡蛋。土鸡蛋的价格一般高于普通鸡蛋，那是不是意味着它的营养价值更高、更适合我们老年人食用呢？

在自然环境中生长的土鸡，每天吃的都是虫子、蔬菜、野草等，所以土鸡蛋的壳厚、个小、蛋黄大、蛋黄颜色深，其中所含的脂肪、胆固醇含量比普通鸡蛋要高，钙、铁、锌、铜、锰的含量大致相同。养鸡场里的鸡是专门的产蛋鸡种，每天吃的都是经过科学配比、营养素含量均衡的人工饲料，所以普通鸡蛋的个大，但蛋黄没有土鸡蛋大，其中所含的脂肪和胆固醇较低。

相比较而言，土鸡蛋确实要比普通鸡蛋营养含量更高，但也主要是脂肪和胆固醇方面，食用普通鸡蛋，对于满足营养需求完全足够。如果不是特别需求，没必要非得吃土鸡蛋。

吃生鸡蛋还是熟鸡蛋

鸡蛋的吃法可谓多种多样，有的人喜欢煮熟了、炒熟了吃，有的人喜欢吃蛋清已熟、蛋黄未熟的嫩鸡蛋，有的人则喜欢用生鸡蛋冲牛奶喝，到底是熟鸡蛋有营养还是生鸡蛋有营养呢？事实证明，鸡蛋还是熟的好，因为鸡蛋中最重要的营养就是蛋白质，比起生鸡蛋时的液态蛋白质，鸡蛋煮熟后凝固成块时的蛋白质更容易被人体消化吸收，而且鸡蛋中的其他营养素也不会因为加热而被破坏，老年朋友可以放心地食用熟鸡蛋。

炒鸡蛋、煎鸡蛋、煮鸡蛋、蛋花汤，哪个好

对于胃肠消化能力较弱的老年朋友来说，应选用容易消化的鸡蛋汤和鸡蛋羹，尽量少吃油脂较多、不容易消化的炒蛋和油煎蛋。鸡蛋煮沸 3 分钟后的状态是微熟，可以在 90 分钟内被人体消化吸收；鸡蛋煮沸 5 分钟后的状态是半熟，想要全部消化完需要约 2 小时，所以鸡蛋煮至微熟时最宜食用。

哪些人不宜吃鸡蛋

肝炎患者：食用蛋黄过量会加重肝脏的负担，影响肝炎的康复。

肾炎患者：食用蛋黄过量会使体内的尿素增多，会加重肾炎，甚至引发尿毒症。

对蛋白质过敏者：食用鸡蛋后容易出现胃痛、腹痛、腹泻等过敏症状。

感冒发热者：鸡蛋中的蛋白质进入机体会分解产生较多的额外热量，对正在发烧的老年朋友如同火上浇油。

不是每一个人都喝对了水

在这个注重养生的时代，曾经被认为最简单的喝水，也成了一门高深的学问。很多人都知道日常生活中多喝水有益健康，人体通过水来吸收各种营养物质，也借助水来排泄运送代谢物，喝水是维持健康的重要方式。但是未必每个人都喝对了水，以下就是大家在喝水方面常见的误区。

～ 误区一：不到口渴时不喝水

很多老年朋友都把口渴当成是需要喝水的信号，其实这是不对的。感到口渴实际上是体内已出现缺水的信号，饮水不足容易造成血液浓度增高、血液循环不畅，营养无法顺利地输送到身体各个器官；身体里新陈代谢后产生的各种废物也无法被及时地排出体外，堆积在体内，变成毒素，危害健康；皮肤缺少水分就会变得干燥粗糙，让脸上的皱纹更加明显。大家应该养成按时喝水的习惯，千万别等到口干舌燥的时候才想起喝水。

🌊 误区二：一次性大量喝水

一般情况下，最好每天喝 6 ～ 8 杯水，大约为 1200 ～ 1500 毫升。然而这些水量并不需要一次性大量饮用，否则会增加心、肾的负担，每次根据个人情况饮用 200 ～ 300 毫升即可，两次喝水的时间最好能间隔一小时，而且要小口地缓饮。

🌊 误区三：纯净水好过自来水

纯净水是通过蒸馏和反渗透技术加以净化的水，很多人钟情于纯净水的原因就在于其中所含的病菌、有机物、有毒元素要远远低于直接取自地表水或地下水的自来水。不过纯净水却过于纯净了，去除有毒物质的同时，也去除了对人体健康有益的各种微量元素和矿物质，长期饮用、并将其作为家中唯一的水源，未必是最佳的选择。

🌊 误区四：夏天喝冰水降温解暑

一到炎热的夏季，有些老年朋友就赶紧购买几十根冰棍雪糕放在冰箱里，热了就吃，有些老年朋友也开始使用饮水机的制冷功能，频喝冰水来降温解暑。虽然冷饮和冰水会带来暂时的舒适感、清凉感，但是对于体质寒凉、肠胃功能较弱的老年朋友来说，这无异于加重体内虚寒、实寒的症状，可能引发腹痛、腹泻。其实喝点淡盐水、温热的豆浆、鲜榨的果汁、绿豆汤等一样具有清凉解暑的效果，而且其中还富含更多的人体必需营养素，远比那些混合了多种添加剂的冷饮好得多。

如何煲出一碗美味养老汤

有些老年朋友可能听过这样一句俗语:"饭前先喝汤,胜过良药方。"营养学家也认为,在吃饭前 20 分钟左右先喝些汤,可以给消化道加点"润滑剂",既可以让食物顺利下咽,又可以防止干硬食物刺激消化道黏膜,从而减少食道炎、胃炎、食管癌等疾病的发生。吃饭时适量喝点汤水,可以将一些黏稠的食物加以稀释和搅拌,促进了胃肠对这些食物的消化和吸收。

以下几道美味营养的汤水,都是比较简单易做的,以前不习惯饭前、饭中喝汤的老年朋友也可以试试看。

人参鲫鱼汤

原料: 人参(饮片)10 克,鲫鱼 1 条,食盐适量。

做法: 鲫鱼宰杀洗净,入油锅将两面略煎,去剩油,加入适量水和盐,小火炖至汤成奶白色,加入人参,再煮 15 分钟即可。

功效: 健脾益气。适用于气虚体弱、胃纳不佳者。

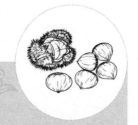

板栗瘦肉汤

原料: 板栗 200 克,猪瘦肉 300 克,山药 60 克,陈皮 5 克,食盐适量。

做法: 板栗去壳,洗净;猪瘦肉洗净,切丝;山药洗净,切块;将板栗、肉丝、山药块倒入锅中,加水适量,文火煲 2 小时,食时放少许食盐。

功效: 健脾益肾。适合胃纳不佳、脾肾气虚者。

天麻山楂排骨汤

原料: 排骨 300 克,天麻(饮片)10 克,山楂 10 克,食盐适量。

做法: 山楂洗净、切丝;排骨改刀成小块;所有食材都放入砂锅中,加适量水,小火慢炖 1 ~ 2 小时;待炖至肉烂脱骨时加盐调味即可。

功效: 安神益气。适用于经常失眠健忘、眩晕头痛者。

小贴士

有的老年朋友图方便，经常将米饭泡在汤里吃，这种吃法会导致米饭无法被充分咀嚼便进入食道，必然会增加胃肠的消化负担，久而久之胃病也就不请自来了。因此，大家不宜经常吃汤泡饭，喝汤比喝水更要讲究方法，绝不是喝下去就可以的。

牛奶和豆浆，两个都值得你爱

有些老年朋友喜欢早餐喝杯豆浆、搭配着油条，有些老年朋友喜欢早餐喝杯牛奶、搭配着饼干，喜欢喝豆浆的老年朋友说："豆浆好，纯植物的，能够预防三高。"喜欢喝牛奶的老年朋友说："牛奶好，营养丰富，还能养胃。"公说公有理，婆说婆有理，最适合我们老年人饮用的是豆浆还是牛奶呢？实际上，它们都对身体健康益处多多，两种饮品都值得喝。

营养成分全面丰富的牛奶

奶类是优质蛋白质、矿物质、微量元素以及维生素等营养素的最佳来源之一，其中的乳糖可以调节胃酸、促进胃肠道蠕动和消化液分泌，对维持正常的消化功能可起到良好的作用；牛奶中的乳清酸有着清除附在血管壁上的胆固醇的功能，可以防治动脉硬化；牛奶中含有几种人体必需却又无法在体内合成的氨基酸，比如赖氨酸、蛋氨酸、色氨酸；牛奶中还含有多种免疫球蛋白，能增强人体的免疫能力……

而且牛奶易于消化吸收，常喝牛奶可以改善我们的营养状况，提高身体素质，令人身强体健，绝对是一款理想的长寿食品。

牛奶喝法也有诸多讲究

选用多种奶或奶制品：现今的奶制品种类非常多，可供自由选择，所以没有必要每天只是喝鲜牛奶，那样太过单调，喝多了也会觉得腻，经常换换不同的奶制品、换换口味，食欲就会好很多，营养也能更加全面。每日饮奶可采用多种组合方式，比如上午喝鲜牛奶、下午喝酸奶，或是下午喝酸奶、晚上喝全脂奶粉，或是早上喝鲜牛奶、午餐吃奶酪。

睡前喝一小杯牛奶：睡觉前 1 小时喝一小杯热牛奶，既可以补钙，又有助于睡眠。

不要空腹喝牛奶：空腹喝牛奶的时候，牛奶中的优质蛋白质会被当作碳水化物变成热量被消耗掉，非常浪费，所以在喝牛奶前还是应该先吃一些淀粉类食物。

牛奶煮后应立即饮用：新鲜牛奶经日光照射 1 分钟后，奶中的 B 族维生素会迅速消失，维生素 C 的含量也降低了不少，所以煮熟牛奶之后，一定要尽快饮用，新鲜牛奶既不可以放在有阳光直射的地方，也不宜隔夜保存。

不要与茶水和药同饮：茶叶中鞣酸会阻碍牛奶中钙质的吸收；药物也容易与牛奶中的营养成分相互作用，不光降低了牛奶的营养价值，也容易降低药效。

不要在喝完牛奶后吃酸性水果：水果中的果酸与牛奶中的蛋白质容易凝结成块状物，很难被消化吸收，在喝完牛奶后大量食用水果的话，会引发腹胀、腹痛、腹泻等症状。一般建议吃酸性水果的时间最好安排在喝牛奶后的 30 ~ 60 分钟为宜。

另外，患有高脂血症的老年朋友可以选择脱脂牛奶，这样既能吸收其他营养，也可以减少脂肪的摄入量。

四季皆可饮用的豆浆

古人对饮用豆浆有过这样的描述：春秋饮豆浆，滋阴润燥；夏饮豆浆，生津解渴；冬饮豆浆，祛寒暖胃。豆浆在欧美享有"植物牛奶"的美誉，富含人体必需的植物蛋白和磷脂，以及丰富的维生素 B_1、维生素 B_2、烟酸、铁、钙等营养素。常喝豆浆能有效控制血液中的胆固醇水平，所以豆浆也被我国营养学家推荐为防治高脂血症、高血压、动脉血管硬化等疾病的理想食品。对于不宜或者不喜欢牛奶制品的老年朋友或糖尿病患者来说，鲜豆浆更是理想的选择。

喝豆浆有哪些注意事项

豆浆不宜空腹喝：空腹喝豆浆的话，豆浆的营养容易大打折扣，因为豆浆中的蛋白质会转化为热量而被消耗掉。所以，大家在喝豆浆时最好先吃一些淀粉类食品，比如面包、饼干、馒头、包子等。

不要喝未煮熟的豆浆：生豆浆中含有皂苷、胰蛋白酶抑制物等物质，会影响蛋白质的代谢，对胃肠道产生刺激，使人出现恶心、呕吐和腹泻等症状。豆浆一定得煮沸后才能饮用，老年朋友在这一点上千万不可大意。

豆浆不要与药物同服：四环素、红霉素等药物会破坏豆浆里的营养成分，而且还会和豆浆中的皂苷、异黄酮等成分结合形成毒素，危害健康。大家在服药前后的 1 小时内千万别喝豆浆。

豆浆不能多喝：豆浆虽好，多喝无益，不仅会增加肾脏负担，引起消化不良，出现腹胀、腹泻等不适，还会影响碘、铁的吸收利用。因此，建议大家每天早上喝 250 ～ 500 毫升豆浆，再配以 100 克主食。

有些老年朋友不宜喝豆浆：豆浆纵然营养丰富、老少皆宜，但仍有一部分人群不适合饮用，比如有反胃、嗳气、胃溃疡、腹泻、腹胀、夜间尿频、痛风等症的老年朋友不宜喝豆浆。

除了传统的黄豆浆外，豆浆还有很多做法，芝麻、枸杞、红枣等都可以成为豆浆的配料。

乳酸饮料不等于酸奶

酸奶是以牛奶为原料，经过乳酸杆菌发酵后制成的乳制品，它不仅保留了鲜牛奶里的蛋白质、脂肪和糖等营养成分，而且其中还含有多种有益菌，能起到刺激胃酸分泌、增进食欲、使营养物质易于吸收的作用，可谓是老少皆宜。另外，牛奶中的乳糖已经发酵成了乳酸，即便是"乳糖不耐症"的人也可以放心地喝酸奶。

现在有很多人在选购酸奶这件事上容易出错，本打算去买酸奶，结果从超市买回的却是乳酸饮料。从价格上来说，乳酸饮料比酸奶便宜，但它却代替不了酸奶的营养价值，完全不是一码事。

酸奶是由优质的牛奶经过乳酸菌发酵而成的，属于奶制品；酸奶饮料则是以水为主要成分，牛奶的含量微乎其微，它所能提供的蛋白质、维生素、矿物质含量都较低。乳酸饮料那种酸甜可口的滋味也基本都是各种甜味剂、酸度调节剂、增稠剂、香精等食品添加剂调制出来的，能仿照出乳酸菌发酵后的酸奶口感，却没有酸奶的营养价值。所以，老年朋友在购买时一定要看清产品名称和配料表，别把李鬼当李逵。

酸奶虽好，饮用时还要注意以下几个方面。

ᔆ 不宜空腹喝酸奶

空腹时，人体的胃液酸度较高，乳酸菌在其中难以生存，更不可能发挥其调节肠道功能的作用了，所以喝酸奶的时间最好在饭后2小时内，此时肠胃中的环境最适合酪氨酸生长，保健效果最佳。

酸奶不能加热喝

酸奶都是需要低温保存的，刚从冰箱拿出来的时候冰冰凉凉的，很多人都喜欢稍微加热一下再喝，以为这样更加养护肠胃，其实这是不妥的做法。酸奶中最有营养价值的物质就是乳酸菌，活性乳酸菌最不耐热，加热之后，不仅酸奶特有的口味和口感都会消失，它的营养价值和保健功能也大打折扣。考虑到酸奶温度较低，不适合阳虚体质者，比较好的方法是将酸奶取出搁置一段时间，待其到常温状态时再食用。

不宜喝酸奶的情况

市售酸奶大多都是全脂调味奶，里面添加了糖分，所以糖尿病患者、动脉粥样硬化患者、胆囊炎和胰腺炎患者最好别喝，否则容易加重病情，要喝也是选择不含蔗糖的低脂酸奶，并且不要过量饮用。酸奶温度较低，脾胃一向寒凉虚弱、正在腹泻的老年朋友也不适合多喝酸奶，不然只会让不适感更加严重。

小贴士

保存酸奶需要低温环境,0 ~ 4℃是最为适宜的,酸奶中的活菌数会随着温度的升高和时间的推移而逐渐减少,老年朋友们一定要注意酸奶的保存方法和保质期。现在有些超市为了省电而将酸奶摆放在常温位置,这时候的酸奶往往已经口感变差、营养值降低,不再是那个对人体十分有益的酸奶了。就算是价格再低、促销力度再大,老年朋友也不宜选购这种营养价值还不如普通牛奶的"变质"酸奶。

到底什么样的保健食品值得买

进补是在未病之前预防疾病的重要手段,同时也是大病初愈、元气尚弱时促进患者康复的一种调理方式,中国人一向重视通过进补来强身健体、延年益寿。随着人民生活水平的明显提高,以前那些贵重的补品也已进入寻常百姓家,被制成了琳琅满目的保健食品。

"药物多用于攻病,食物多重于调补",这是历代名医公认的道理,这句话也揭示出了"补品是食品"的概念。按照我国《保健食品管理办法》中的规定:"保健食品是指声称具有特定保健功能或者以补充维生素、矿物质为目的的食品,即适宜于特定人群食用,具有调节机体功能,不以治疗疾病为目的,并且对人体不产生任何急性、亚急性或者慢性危害的食品。"由此可见,保健食品实质上就是一种特殊的食品。

有些老年朋友脏腑气血较弱，想要增强脾胃功能，从而延缓衰老、提高晚年生活质量，适当进补是有必要的。但是目前我国市售的保健食品种类繁多、功能各异，老年朋友往往不知道该如何选择，其实不管是天然的还是人工合成的，国产的还是进口的，只要是能够对症调补、有效辅助治疗的，就都是真正适合自己的保健食品。

老年朋友在购买保健食品时，以下几点必须加以重视。

千万不能"跟着广告走"，盲目进补

如今电视里的保健食品广告铺天盖地地袭来，让老年朋友挑花了眼，明星的权威代言、老百姓的现身说法着实让人对某些保健食品的功效深信不疑，专治三高、攻克癌症、包治百病……保健食品真的有这么神奇，甚至比医生开的药物都有效吗？

经国家食品药品监督管理总局认可的保健功能共有以下27项：

增强免疫力；辅助降血脂；辅助降血糖；抗氧化；辅助改善记忆；缓解视疲劳；促进排铅；清咽；辅助降血压；改善睡眠；促进泌乳；缓解体力疲劳；提高缺氧耐受力；对辐射危害有辅助保护功能；减肥；改善生长发育；增加骨密度；改善营养性贫血；对化学性肝损伤的辅助保护作用；祛痤疮；祛黄褐斑；改善皮肤水分；改善皮肤油分；调节肠道菌群；促进消化；通便；对胃黏膜损伤有辅助保护

功能。

所以如果老年朋友在保健食品的说明书上看到的不是这些功效，而是混淆概念、模糊不清、包治百病的"承诺"，那么很可能是遇上了虚假广告或三无产品。

若是老年朋友盲目跟着广告的宣传去吃补品，不仅浪费了钱，还可能补出健康隐患，甚至加重病情。选购保健食品除了不能跟着感觉、道听途说、偏听偏信以外，还必须因人制宜，一是要与自己的体质相适应。首先是应该咨询医生，清楚地了解自己的身体有何问题、需要调整哪些方面的机体功能，以此来确定自己需要购买哪种类型的保健食品；然后就是挑选保健食品时注意看下它的说明书，了解产品原料、保健功能、适宜人群、不适宜人群等，针对自己的身体情况选购。

选购正规厂家的合格商品

面对同样的保健食品、不同的生产厂家，老年朋友该如何取舍呢？最简单的办法就是到信得过的药店、商场、超市或保健品专卖店购买，选择具有知名度的品牌、厂家，其产品质量一般都可以得到保证。

如果不嫌麻烦的话，还可以找找包装上的批准文号和标志，我国生产保健食品批准文号是"卫食健字【年号】第 XXX 号"，进口保健食品批准文号是"卫食健进字【年号】第 XXX 号"，保健食品的标志是天蓝色的，位置在保健食品批号的旁边或上下。如果包装上找不到这些，或是印制的不规范，那就一定是小厂家、黑作坊的三无产品；那些只有外文说明，没有中文说明、批准文号和保健食品标识的保健食品也是不值得信赖的，往往是非法走私的水货或是假冒伪劣产品。

要正确对待疗效问题

老年朋友必须明白，所有保健食品都不能代替药物治疗，对某些严重疾病不会有治疗作用，保健食品的定位是辅助治疗。所以那些针对一些现代医学无法彻底解决的疾病，如糖尿病、高血压、癌症等进行夸大宣传的保健食品广告是不可信的，对这样的产品抱以厚望，结果只会是失望，甚至延误治疗、加重病情。

大部分保健食品的作用都是比较缓和的，身体的改善需要一个过程，并不是一蹴而就的，保健食品也需要一个发挥调理功能的过程，不可能在一朝一夕、一次两次的服用后就发挥奇效，只有耐心地坚持食用一段时间，才可能看到效果。

正确认识补品的副作用

我们经常会在保健食品的广告上看见"纯天然植物，没有任何副作用"的宣传语，着实吸引人。"是药三分毒"，这保健食品却可以没有任何副作用，大多数人当然会舍弃药物、购买保健食品了。

殊不知这些都只是厂家商家的噱头而已，即便是纯天然植物，也会有对此过敏的人，过量服用照样会损伤肠胃。

所以，老年朋友在服用保健食品期间，一定要注意观察身体出现的不良反应，最好是一段时间内只食用一个品牌的一种保健食品，不要混合多种保健食品一起服用，这样一旦出现了副作用，也容易辨别是谁的问题。

这些病症，一定要把好饮食关

血糖偏高的老人如何选用水果

在我们的印象中，大多数水果都是非常甜的，这意味着它们的含糖量也很高。糖尿病患者看到这些水果可是犯愁得不行：那么多好的营养物质都在水果里，不吃就是损失，然而能令血糖升高的糖分也都在水果里，吃了就有危险。左右为难之际，只好放弃了吃水果的念头。

其实只要注意合理选用水果，糖尿病患者也是可以吃水果的，水果并不是洪水猛兽，没必要对其避之不及。况且水果中还含有相当多的膳食纤维，比如果胶、纤维素、半纤维素等，它们都具有延缓葡萄糖吸收的作用；水果中还含有大量其他食物中不含有或缺乏的有机酸、芳香物质、抗氧化成分等，能够帮助糖尿病患者增进食欲、增加抵抗力、消除自由基，适当吃些富含这类营养素的水果对血糖的升高作用可能会比原本想象得要小，所以糖尿病患者千万不要把水果一竿子打死。

既然水果也可以吃，那么具体来讲，糖尿病患者在选择、食用水果上有何需要注意的地方呢？

水果的选择

水果含糖量及血糖生成指数是糖尿病患者首先要考虑的问题。一般说来，空腹血糖 7.0 毫摩尔 / 升以下，餐后 2 小时血糖在 11.1 毫摩尔 / 升以下的患者，算是糖尿病病情稳定者，可选用苹果、梨、桃、橘、橙、柑等含糖量稍高一点的水果；而那些空腹血糖较高、病情很不稳定的老年朋友最好只是少量选用杏、李子、柚子、柠檬、枇杷、草莓、木瓜等含糖量较低的水果。

香蕉、葡萄、枣、荔枝的含糖量很高，不适合糖尿病患者食用，尤其是干枣、蜜枣、柿饼、葡萄干、杏干、桂圆等干果和果脯类食物，一般是经添加糖后加工制作而成的，且营养素大量损失，所以一定要列入禁食的行列；西瓜、火龙果、杧果虽然含糖量不高，但是血糖生成指数较高，多吃无益。

如果有条件的话，患有糖尿病的老年朋友最好能够在尝试食用某种水果时，注意监测自己食用水果前后的血糖变化，如果两次血糖检测指标相差过大，就需要慎食此种水果；反之，则可以适量食用。

水果的食用量

我们每日饮食中少不了水果的身影，对于糖尿病患者来说，一天里应该吃多少水果合适是一个值得考虑的问题。一般而言，血糖偏高者每天的水果摄入量最好能控制在 50 ~ 150 克，也就是每天吃一个苹果大小的水果就差不多了。如果哪天一不注意吃多了水果，就需要相应地减少主食的食用量，这样才能使每日摄入的总热量和糖分不至于偏高。

吃水果的时间和频率

糖尿病患者每天可以吃 1 ~ 2 次水果，并将吃水果的时间安排在两餐之间、饥饿的时候，或者体力活动之后，既可以适当补充能量和营养素，又可以有效地预防低血糖的发生。

高血压患者常见的不良饮食习惯

习惯决定人的一生，更关系着我们的身体健康。良好的生活习惯对于延年益寿有着举足轻重的作用。一些高血压患者吃了许多降压药，但很长时间过后，血压依旧起起伏伏，没有什么治疗效果，导致降压药越吃越多，增加了肝肾负担。其实，有时候高血压的发生与不科学的饮食习惯有着直接的关系。下面就来具体看看有哪些饮食习惯影响着血压。

喜欢吃咸菜

腌酸菜、雪里蕻、腌萝卜等各种咸菜的含盐量是相当高的，那种早餐一个馒头、一碗粥、一碟咸菜的饮食习惯非常不适合高血压患者。与其吃含盐量高又没什么营养的咸菜，倒不如早餐吃些新鲜的蔬菜，做成拌菜或是蔬菜汤，既能够控制血压，还可以补充身体所需的各种维生素、膳食纤维，起到一定的降压效果。

吃盖浇饭

盖浇饭是把炒好的菜直接倒在饭里的一种菜式，吃起来令人很有食欲，不过菜汤中有大量的盐和油，它们与米饭混合在一起、一同被吃下以后，就会造成摄入盐和油过多，导致血压、血脂的升高，对于高血压患者而言隐患颇多。盖浇饭可以吃，不过应该换个方法吃：将菜汁舍弃后，再把剩下的菜倒在米饭上，而且不能让菜的量多过米饭的量。

喝汤太多太频

现在饭店里的各种养生汤和超市里售卖的各种速食汤里都含有较多的盐、味精，鲜美的味道确实无与伦比，但是含盐量太高，若是喝了太多的汤或是经常喝汤，必然造成钠摄入过量。患有高血压的老年朋友尽量要少喝汤、喝淡汤，用米汤、面汤等清淡的汤来代替肥腻的肉汤、海鲜汤。

喜欢吃肥肉

动物性脂肪含有较多的胆固醇，常吃吃大鱼大肉、肥腻食物容易升高血压，一定要少吃慎食；而花生油、菜油、豆油、玉米油等植物性脂肪有降压作用，烹饪时可以适当选用。

不吃蔬菜和水果

许多高血压患者每日吃蔬菜量不到 100 克，几乎不吃水果，这是非常不健康、不利于控制血压的习惯。新鲜的蔬菜水果中含有丰富的维生素、膳食纤维、矿物质，有利于改善心肌功能和血液循环，加速胆固醇的排泄，能起到降低血压、避免心脑血管疾病等意外发生的作用。

暴饮暴食

有时候丰盛的晚餐对高血压患者来说却是催命餐，这句话听着有点恐怖，但绝非言过其实。因为饱餐之后，高血压病患者的血管舒张、调节功能降低，血压会发生显著波动，严重之时会引起心脑缺血，发生猝死。大家需根据自身情况控制好食物量，不宜过饱，每餐八分饱即可。

高脂血症患者怎么吃

高脂血症是指空腹血中的胆固醇或甘油三酯浓度超过了正常限度，是冠心病的首要发病因素，还会引起一系列其他心血管方面的疾病。

高脂血症不一定是吃出来的，但优化饮食结构对于预防和治疗高脂血症肯定是有积极作用的。饮食治疗高脂血症的总目标是降低已升高的血脂水平，维持营养上的合理需求，维持标准体重。那么，得了高脂血症具体该如何进行食疗调养呢？

控制热量摄入

尽管热量是人体生命活动所必需的，但是想要达到稳定血脂水平的目的，就必须注意避免过度摄入高热量食物，否则虽一时满足了口腹之欲，却加重了病情，得不偿失。

低脂肪饮食

在控制热量摄入的前提下，还应该坚持低脂肪饮食，使其占热量的 25 ％ ~ 30 ％即可，过低也不利于身体健康。不要过多摄入高热量的动物性脂肪，每天食用油的用量大约 25 克就可以了，并应以植物油为主。

⚜ 低胆固醇饮食

日常生活中，老年朋友要忌食胆固醇含量高的食物，如动物脑、肝、肾，蟹黄、鱼子、蛋黄、松花蛋等。血中胆固醇轻度增高者，每日膳食中胆固醇的摄入量应低于 300 毫克；血中胆固醇中度增高者，每日膳食中胆固醇的摄入量应低于 200 毫克。

⚜ 低糖饮食

高糖饮食不但能引发血脂升高，还会并发糖尿病。所以老年朋友在饮食上要注意控制糖分的摄入，少吃甜点类零食。

⚜ 补充维生素

维生素有降低血脂的作用，特别是维生素 B、维生素 C 和胡萝卜素，所以日常生活中要增加这 3 种维生素的摄取，新鲜水果和绿叶蔬菜中维生素含量最为丰富。一般情况下，成年人每天摄取 60 ～ 100 毫克的维生素，也就是相当于每天食用 500 克蔬菜或水果。

⚜ 补充膳食纤维

膳食纤维所含热量极少，并且不易被人体肠道吸收，特别是豆类、燕麦、胡萝卜、柑橘等富含的水浴性纤维，其吸水性可以刺激小肠蠕动，促进粪便排泄，还能促进胆固醇的排泄，从而降低总胆固醇水平。日常生活中富含膳食纤维的食物有很多，主食类有燕麦、荞麦、玉米、豆类、红薯等，蔬菜水果中富含膳食纤维的有香菇、番茄、黑木耳、韭菜、洋葱、卷心菜、紫菜、大白菜、苹果、梨、大枣、山楂等。

适当增加一些具有降血脂、降胆固醇作用的食物

豆类食品、大蒜、洋葱、山楂等都有这方面的功效。比如洋葱中含有的硫氨基酸可以帮助人体降低血脂和血压，前列腺素 A 能在扩张血管、降低血黏度、预防血栓方面发挥效用。

下面再推荐一道具有降低血脂作用的食疗方。

瘦肉海带粥

原料：粳米 100 克，猪瘦肉 50 克，海带 15 克，盐适量。

做法：海带洗净、切碎块；粳米洗净，浸泡 30 分钟；猪瘦肉洗净，切成小块；将全部食材都放入锅内，加适量清水，大火煮沸后转小火，熬煮 1 小时左右，至米烂肉熟后加盐调味即可。

功效：降低血脂。海带中含有的多糖类物质不仅可以降低血脂，还能强壮机体。

心脑血管疾病的饮食

心脑血管疾病可谓是老年人健康的一大杀手，年纪大了，心脏和大脑功能退化、衰弱，难免会出现或轻或重的症状，如何从饮食上加以调理确实是一件非常重要的事情。患有心脑血管疾病的老年朋友在日常饮食上需要注意以下几点。

控制热量和脂肪

研究表明，引发动脉硬化的主要因素便是长期食用大量脂肪，如肥肉中的饱和脂肪酸会对人体内脂质代谢产生一定负面影响。老年朋友想要防治心脑血管疾病的话，第一要务就是注意控制饮食中的热量和脂肪的摄入，少吃肥肉、动物内脏、蟹黄等动物脂肪和高胆固醇食物。

补充丰富的维生素、矿物质和微量元素

维生素、矿物质和微量元素组成的"营养铁三角"有助于改善心肌代谢和心肌功能。比如，维生素 C 能增强血管的弹性，保护血管壁的完整性，可以让部分高胆固醇血症患者的血胆固醇下降，非常有利于心肌梗死病变的加速愈合；维生素 D 能影响胆固醇的吸收，从而降低血脂；维生素 E 具有抗氧化作用，能预防血栓，改善冠状动脉硬化程度；烟酸能够降低甘油三酯水平，防止血栓形成；

碘元素可以干预胆固醇在肠道中的吸收率，有效降低冠心病的发病率。

饮食忌饥饿、饱餐

饱餐之后，心脏必须输出大量的血液供给胃肠，使其能正常地消化与吸收营养，而此时心脏自身的血液循环就可能处于缺血状态，极易引起心率增快、血压升高，导致冠心病的急性发作。因此患有心脑血管疾病者千万不要每餐吃得过饱，切勿暴饮暴食。

那么是不是少吃点食物就可以预防冠心病的发作了呢？少吃可以，但是少到饭后仍感到饥饿的程度却万万不行，以免发生低血糖反应，令人头晕眼花、冒虚汗、浑身乏力，严重的时候可能诱发心绞痛。

心脑血管疾病的食物选择

毫无禁忌的食物：谷类、豆类及豆制品；各种新鲜蔬菜，特别是海带、紫菜、香菇、木耳等；各种瓜果类，尤其是山楂可以根据喜好适当吃一些。

适当进食的食物：鱼类、瘦肉类、植物油、奶类及奶制品。

少食或忌食的食物：动物脂肪类（如猪、牛、羊身上的肥肉、鸡油、奶油等）；各种动物内脏、蛋黄、鱼子、蟹黄等；软体及贝壳类动物；腌制食品及含苏打食物等。

另外，患有冠心病者最好戒烟忌酒；可适量饮用茶水，茶叶具有降脂、降压、消食解油腻的功能。

肥胖老人应如何安排饮食

都说"心宽体胖"，但是如果身材过胖到影响生活质量的时候，那就难以让人心宽了。现今患上肥胖症的人日趋增多，加重了心脑血管疾病、高血压、高脂血症、糖尿病、癌症、胆囊疾病、骨关节炎和痛风等疾病的发病率，着实让人开心不起来。有效地控制肥胖，是每个关注身体健康、想要安享晚年的人必须重视的事情。

肥胖的原因虽然比较复杂，但很大程度上和饮食脱不了干系，可以说，想要控制好体重，比较有效的方法是调整饮食结构和坚持运动。

控制总能量摄入

当我们从日常饮食中摄入的热量多于生活中消耗的热量时，肥胖也就不知不觉地发生了。想要减肥，就需要减少膳食中总热量的摄入，同时促进机体脂肪的消耗。因此，肥胖者应注意限制每天的食物摄入量和摄入食物的种类，少吃油脂、糖果、甜点心、含糖饮料等高热量食物；尽量多食用低热量食物，如瘦肉、水果、蔬菜和谷类食物，尤其是玉米、燕麦、荞麦等富含膳食纤维、具有饱腹作用、能防止热量摄入过多的粗粮；不要贪食贪饮，要养成每餐吃七八成饱的饮食习惯。

坚持做到以上几点，才能使能量消耗在短期内大于能量摄入（减少能量摄入须保证人体能从事正常活动），等到体重恢复到正常水平之后，再结束能量负平衡的状态，改为正常的饮食结构。

适当的产能营养素比例

控制热量摄入的同时，肥胖老人还需要合理地安排蛋白质、脂肪、碳水化合物的摄入比例。平衡膳食的三大营养素分配比例应该是蛋白质占总能量的 12％～15％，脂肪占 20％～30％，碳水化合物（糖类）占 55％～65％。想要治疗肥胖，大家需将自己的三大营养素分配比例控制在蛋白质占总热能的 25％，脂肪占 15％，糖类占 60％。

烤鸭、炸鸡、红烧肉、熘肝尖、爆腰花等都是脂肪含量高的食物，肥胖老人要尽量少吃，以免脂肪摄入过多，越来越胖。炒菜的时候，还需要注意控制食用油的用量，每天总共摄入 10～20 毫升就足够了，多采用蒸、煮、炖、拌等烹调方法可以减少食用油的用量。含糖量较高的食物最好不要吃，比如蜜饯、甜点等。

虽然要减少食物的摄入量和种类，但千万不能挑食、偏食或者饮食结构太过单一化，那样会引起营养不良，影响机体健康。蛋白质、维生素、矿物质和微量元素的摄入量必须以满足机体正常生理需要为原则。

改变饮食习惯

防止饮食过量的有效办法就是三餐定时定量和严格的自我控制。肥胖老人如果有精力的话，最好能够将每日食物摄入量、进餐次数、进餐时间间隔都一一记录下来，提醒自己何时吃饭、该吃什么、不能吃什么，并且制定出减肥计划，一旦确定后即应严格执行，根据体重的增减情况和体质状况来调整每餐的饮食量。

早餐时可以适当食用高能量的食物，因为人们在上午时的体力活动一般较多，能量消耗较大，食物中的能量几乎没有转化成脂肪的机会；晚餐时则一定要严格控制高能量的食物，千万不可大鱼大肉，因为晚上人们的活动量都较少，晚饭几个小时后就要睡觉了，如果摄入较多热量，就非常容易发胖，增加蔬菜和豆制品在晚餐中的比例，有助于控制热量摄入。

慢性支气管炎的饮食宜忌

慢性支气管炎是老年朋友经常患的疾病，简称"老慢支"。它最大的特点是反复发作的感染、咳嗽、咳痰或伴有喘息症状，如果不及时治疗，很容易导致阻塞性肺气肿、肺心病和肺功能衰竭等严重并发症，直接威胁着老年朋友们的健康。

患上慢性支气管炎后，除了一定的药物治疗外，采取正确的饮食原则和合理的饮食疗法，也可以明显地改善症状，提高治疗效果。

饮食营养要丰富

饮食上要注意营养搭配，除了米面，每天要吃一定量的蛋、奶、肉，保证蛋白质的足量供应有利于支气管组织的修复，还可以增强呼吸道的抵抗力，减少反复感染的机会。充足的维生素能够促进支气管黏膜修复，增强免疫力，减轻呼吸道的感染，慢性支气管炎患者可以多吃胡萝卜、红薯、番茄、黄绿色蔬菜以及新鲜水果。

增加液体摄入量

大量饮水有利于体液稀释，保持气管通畅，慢性支气管炎患者每日的饮水量最好不低于 2000 毫升。

多吃止咳平喘、健脾益肺的食品

白萝卜、杏仁、白果等有助于缓解慢性支气管炎发作时的咳喘症状。老年朋友可以用上述食材自行搭配着煮水熬汤或煮粥，比如白萝卜汤、杏仁粥等。下面推荐一道食疗方，希望能帮助到老年朋友。

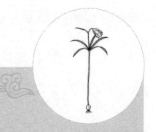

川贝雪梨猪肺汤

原料：猪肺 100 克，川贝母 5 克，雪梨 1 个，冰糖
少许。

做法：猪肺洗净切片，放开水中焯 5 分钟，捞起用
冷水洗净；川贝母洗净打碎；雪梨去蒂去心，
切成小块；将以上材料全部放入沸水锅内小
火煮 2 小时，加冰糖调味即可食用。

功效：养阴润肺，止咳平喘。

适当限制乳类和乳制品

乳类与乳制品容易使痰液变稠、感染加重，慢性支气管炎患者
不宜多食。

少食海鱼、虾、蟹及肥肉

海鲜及肥肉等食物会助湿生痰，海鲜还容易导致过敏，所以慢
性支气管炎患者要少食用。

刺激食物要忌食

忌食刺激性食物，如姜、葱、花椒、桂皮、辣椒、芥末、酒等对呼吸道有不良的刺激作用，慢性支气管炎患者要避免食用。另外，饮食口味不宜过咸、过甜，而且要冷热适度，以免刺激气管，诱发咳喘。

少吃腌菜类食物

要少吃腌菜类食物，以免盐分过重，加重咳嗽，并引起身体浮肿。

好食物、好骨质，远离骨质疏松

随着年龄的增长，我们骨头里的钙质会逐渐流失，使内部骨质变得单薄，骨头呈现中空疏松，这就是我们经常说的骨质疏松症。60 岁以上的老年人，特别是女性，最容易患上骨质疏松。骨质疏松的早期症状不是很明显，等到发现是骨质疏松的时候，已经有腰背酸痛、身高变低、牙齿松动、容易骨折的表现了。

除了功能的退化，造成骨质疏松的原因还有很多，如后天运动不足或运动不当、营养不足、日照时间不够、长期卧床，还有抽烟、酗酒、长期喝咖啡过量等不良生活习惯，都可能造成骨质疏松。

刚才已经提到，营养不足也是造成骨质疏松的一个重要的原因，那么，生活中到底该如何通过食疗来防治骨质疏松呢？

日常饮食中要注意补钙

钙是骨质的重要组成部分，约占骨质的 26%。老年人特别是骨质疏松症患者对钙的吸收能力下降，缺钙更是严重。因此，生活中要注意多吃一些含钙的食物，如奶类、豆类、骨粉等食品，从食物中摄取钙其实要比单纯性地补充钙剂的效果更加明显，而且补钙并不是越多越好，钙的过量沉积反而不利于身体健康，老年朋友一定要根据自己的身体情况和医生的诊治来控制好补钙的量。

这里再为老年朋友提供一道食疗方，经常食用有助于防治骨质疏松。

虾皮拌豆腐

原料：嫩豆腐 500 克，虾皮 50 克，麻油 10 克，葱花、姜末适量，盐少许。

做法：虾皮洗净，用煮沸的开水焖泡 10 分钟，晾凉后沥干水分；水煮沸，放入嫩豆腐煮一下；捞出嫩豆腐切成小方丁，放入盘内，盖上虾皮；加葱花、姜末、麻油拌匀，佐餐服用。

功效：补钙壮骨。适合各类骨质疏松症。

充足而适量的蛋白质

蛋白质有利于增加钙的吸收和储存，对骨骼的再生和延缓骨质疏松的发生可以起到积极作用。但是蛋白质食用过量却会适得其反，容易引起尿钙排出量增多，导致骨质疏松。老年朋友只有摄取适量的蛋白质才能有效地防治骨质疏松。

摄取足量维生素及矿物质

维生素 D 可以调节钙磷代谢和骨胶原的合成，有助于促进钙的吸收与利用，富含维生素 D 的食物主要有海鱼、瘦肉等。

维生素 K 能够促进骨钙素与羟磷灰石的结合，减少尿钙的排出，富含维生素 K 的食物主要有菠菜、甘蓝、莴笋、荠菜等。

维生素 C 能促进钙的吸收，还有利于钙在骨骼中的沉积。新鲜蔬菜、水果中都含有丰富的维生素 C。

含锰的金属酶有助于骨细胞的分化以及胶原蛋白的合成。富含锰的食物主要有蚌肉、小麦胚粉、榛子、松子、辣椒等。

小贴士

很多蔬菜如菠菜、苋菜等都含有较多的草酸，在一定程度上会影响钙的吸收。烹制的时候，需要将它们在沸水中焯过、沥干后，再进行烹调，以此减少部分草酸。另外，过量饮酒可影响钙的吸收，所以骨质疏松患者应控制好饮酒量。

老年便秘应该如何食疗调养

人到老年，肠胃功能减退，肠胃蠕动变慢，极容易发生便秘。有些老年朋友们认为这不是什么大病，所以不去积极进行治疗，也不改变导致便秘的不良习惯，这会给健康带来一定的危害。比如便秘时用力憋气，会使血压升高，可能造成脑血管破裂、渗血或溢血，容易导致中风偏瘫，甚至引发生命危险。此外，便秘还会引起很多肛肠疾病。

治疗便秘，服用泻药或使用通便剂似乎是一条捷径，但长期依赖这些药物会出现依赖性和抗药性，让偶尔的便秘成为难以根治的习惯性便秘。与其依靠药物治病，倒不如未雨绸缪，通过合理调整膳食结构来预防便秘的出现、改善便秘的症状，从源头上、从消化系统的功能上解决问题，日常生活中的饮食调养往往能在防治便秘方面产生意想不到的效果。

老年朋友应该经常吃些粗粮，尤其是一些富含膳食纤维的食物。粗粮中富含 B 族维生素，它有维持神经、肌肉系统正常功能的作用，如果缺乏 B 族维生素，就会导致肠肌无力，直接引发或加重便秘；膳食纤维能够刺激胃肠道的蠕动、促进消化液的分泌，帮助食物充分消化吸收，而且膳食纤维具有很强的吸水膨胀特性，又无法被人体消化吸收，可以让粪便体积增加，由此提高粪便量和排便次数，粪便也会因质地变软而顺畅地排出体外。

从防治便秘这方面来说，膳食纤维功不可没。不过需要指出的是，肠胃虚弱、消化不良的老年朋友不宜大量食用富含膳食纤维的食物，以免加重肠胃负担，引发腹痛、腹胀，可以根据自己胃肠道的耐受情况决定膳食纤维的摄入量。

早晨起床后，老年朋友最好先空腹饮用一杯白开水或常温牛奶，肠胃会因此受到刺激、产生排便感。长期坚持，有利于养成每天定时排便的良好习惯，对预防便秘十分重要。

白菜、荠菜、黄瓜、冬瓜、黑木耳等食物具有滑肠的作用，可以促进肠胃蠕动，利于排便；豆类、薯类、萝卜、洋葱、豆芽、韭菜等容易产气的食物也可以缓解便秘，在消化食物的过程中产生的气体能够刺激肠蠕动，并且缩短食物在肠道内停留的时间，促进排便；核桃仁、花生仁、芝麻等含植物油分较重的食物一般都具有润滑肠道、软化粪便的作用，可以适当食用一些，不过对于患有高脂血症和肥胖症的老年朋友来说，要慎用。

除了多吃些具有润肠通便作用的食物外，便秘患者还有很多饮食禁忌，如果不加注意，只会加重便秘症状，让排便更加困难。便秘患者的饮食最宜清淡，因为新陈代谢功能减退，结肠直肠处于萎缩的状态，肠道黏液的分泌量不断减少，对辛辣刺激食物的适应性也较差，如果日常饮食中食用辛香调料太多、口味太重，可能会加重病情，所以对于辣椒、花椒、胡椒之类的调味品一定要少吃或不吃，烟酒、咖啡等最好是避而远之。

患上白内障后，饮食上该注意什么

人过了五十岁以后，最容易患上的眼疾就是白内障。

有些老年朋友平时戴老花镜，如果有一天突然拿下眼镜也能看清楚近处的东西，不久又出现了视力下降的现象，看物体时出现重影、甚至多个影像，那么很有可能是患上了早期白内障。对白内障进行初期检查时，可发现眼睛晶状体周围白色部分混浊。白内障到了后期，晶状体浑浊会越来越严重，最后混浊会挡住瞳孔，看东西时眼前会明显出现固定不变的黑点或是白色如幕布样的遮盖物，导致视力严重下降，眼睛只剩下光感，甚至失明。

引发白内障的原因并不明确，老年退行性变、过度的光照、内分泌失调、营养缺乏等都可能是白内障的致病因素。所谓"药补不如食补"，日常生活的饮食调理对于白内障患者来说非常重要，注意补充以下营养元素有助于减缓白内障的恶化。

补充维生素 A

维生素 A 具有维持正常视觉功能的作用，一般可以直接从动物肝脏、蛋、奶中获取，菠菜、油菜、茴香、荠菜、南瓜、番茄等蔬菜中的营养成分也能在肝脏中转变为维生素 A，所以日常生活中要适当多吃。

❀ 补充维生素 C

维生素 C 可减少光线对晶状体的损害，具有防止白内障形成的作用。若是平日里不怎么吃水果蔬菜，就会导致维生素 C 摄入不足，很容易引起晶状体变形。因此，大家可以适当多吃些富含维生素 C 的番茄、菠菜、洋葱、大白菜、四季豆、橘子、柚子、橙子等。

❀ 补充维生素 E

血液中的维生素 E 含量低会增加氧化反应，使眼睛晶体的蛋白质凝集而变得浑浊，诱发白内障。花生油、葵花子油、谷类、豆类、蛋类、乳制品、动物肝、卷心菜、花菜及其他深绿色植物里含有丰富的维生素 E，日常饮食中要适当摄入。

❀ 补充 β- 胡萝卜素

β- 胡萝卜素可以保持眼角膜的润滑和透明度，膳食中摄入较多 β- 胡萝卜素的人，患白内障的概率明显要低，β- 胡萝卜素多存在于菠菜这样的深绿色蔬菜的叶片中，胡萝卜、木瓜、杧果等食物中也富含 β- 胡萝卜素，可以适当多吃些。

❀ 补充适量的硒

硒元素与人的视觉敏锐程度有直接的关系，体内缺硒会使晶状体浑浊。所以生活中可以适当吃些富含硒的食物，如动物心脏（胆固醇高的老年朋友要忌食）、鱼虾、蛋黄、瘦肉、乳类、木耳、香菇、芝麻等。

补充适量的锌

血清中的锌含量与白内障发病率有关，如果身体缺锌，也容易诱发白内障。含锌的食物主要有牡蛎、鱼、瘦肉、动物肝脏、肾脏、蛋类及奶制品等，其中牡蛎含锌量最高，每100克牡蛎中含锌量高达14毫克，是补锌的不二选择。

补充水分

老年性白内障患者应多饮水，每天至少饮1500毫升水。

第 **4** 章

常运动，睡好觉，动静合宜很重要

有人说，"运动是生命之本"，看似有理，其实按照中医养生的角度来看，动静合宜，遵循"日出而作、日落而息"的生活状态，才是生命长青的真正关键。动，包括劳作，也包括运动；静，包括睡眠，也包括小憩。动静结合，则气血化源充足，精、气、神旺盛，脏腑功能不衰。这一章，来和老年朋友们谈谈睡眠和运动的事儿。

只要身体允许，就要坚持运动

怎样制定合理的运动计划

对老年人来说，适度的运动是有益于健康和长寿的良药。运动能够提高身体的灵活性，减轻骨、关节、肌肉的退化性改变，还可以调整中枢神经、心血管、呼吸、消化和运动器官等系统的功能，增强新陈代谢和脏腑功能，提高免疫力。

老年朋友应该怎样制定合理的运动计划呢？

选对运动项目

老年人的身体状况不比年轻人，不可能参加那些有着疯狂的追逐、争夺性的竞技类运动项目，一定要以"轻、柔、稳"为原则，使全身各部位都得到锻炼。不要进行负重锻炼、屏气锻炼、快速度锻炼，而应该选择有助于心血管健康的运动，例如游泳、慢跑、散步、骑车等。而且每个人的体质和运动基础都不一样，没有哪一项单一的运动适合任何人，并不是适合其他人的运动项目也适合自己，必须根据自己的身体、环境条件来选择适宜的运动方式。

散步是一项简单又行之有效的锻炼方式，可促进四肢及脏器的血液循环，尤其适用于高血压患者。散步最好选择在早晨、黄昏或临睡前，时间以 30～50 分钟为佳；慢跑可以对心脏和血管起到良好的刺激作用，有助于增强心肺功能和耐力，老年朋友在慢跑时，速度必须要慢；游泳是一种全身运动，有利于缓解大脑的紧张程度，还具有防治高血压的作用。

另外，做健身操、跳舞、打太极拳等运动方式也非常适合老年朋友们。

循序渐进地参加运动

尤其对没有运动基础的老年朋友来说，"一口吃个胖子"的结果很可能是身体耐受不了，反而产生运动损伤。大家进行运动时切忌急于求成，要根据自己的体力、耐久力、灵巧度来逐步提高运动量和运动强度，以不产生疲劳为度。

注重劳逸结合、动静适度

劳逸结合意味着要安排好运动的时间，一般每周 3～5 次，每次 30～60 分钟不同类型的运动，年龄较大或体能较差的人应适当减少运动时间和频率，这样安排运动效果最好，切不可连续多天进行高强度的、单一化的突击运动。动静适度意味着要交替进行以动为主和以静为主的运动，比如跑步和打太极拳。而且无论什么运动，一定要把握细节、随时观察自己的身体状况，感觉体力不支的时候就应该停止运动，稍事休息。

选择好运动的时机

早晨刚起床时，气温低、血压上升快，运动容易刺激血管收缩，锻炼时间最好安排在上午 9 点到 10 点或下午 4 点到 5 点。饭前人体处于饥饿状态，运动很容易导致低血糖，出现头昏、恶心等症状；饭后也不宜剧烈运动，否则容易引起胃下垂等疾病。

运动要持之以恒

有些老年朋友的锻炼计划常常虎头蛇尾，一开始踌躇满志，最后却因为体质较弱、意志力减弱、伤痛困扰等因素而半途而废。要知道，运动不是特效药，不是运动几天后就能根治疾病、一劳永逸。运动是一项长期的"投入"，急于求成的浮躁之气千万要不得，只有用不懈的恒心将运动坚持到底、将其变成一种终生的生活习惯，才能收到延缓衰老、益寿延年的效果。

运动前后必须注意的事

虽然运动并不复杂，但科学的运动可绝不是一件简单到想怎么做就怎么做的事情！盲目的运动只会适得其反。以下几点是在运动前和运动后必须注意的事项。

不要空腹进行运动

早餐刚起床的时候是不适合进行体育锻炼的，其他空腹的时候也是如此。因为在这种身体条件下进行运动，不仅运动时会体力不支，而且还会增加心脏的负担，极易引发心律不齐，甚至导致猝死。运动之前，老年朋友必须给身体加些"燃料"，容易消化的燕麦粥、香蕉、牛奶都是不错的选择。但是饭后不能马上运动，要留给肠胃充分的消化时间，至少半个小时后才可以循序渐进地进行运动。

日常锻炼前喝一杯水

在身体缺水的情况下进行运动，极容易诱发心脑血管疾病，特别是本身患有高血压、心脏病的老年朋友更要注意。运动前喝一杯晾温的白开水，可以为即将进行运动的身体储备水分，让运动过程更加轻松。这里需要注意的是，喝水速度要稍微缓慢些，不能一气喝完，给胃肠一个适应的过程；同时，饮水后的运动量也不宜太大，要根据自身的情况选择运动量和运动方式。

运动前要做好准备活动

运动之前的准备活动也是非常重要的。如果没有热身运动来使体内的氧气和血液到达肌肉，就会增加运动时身体受伤的风险，而且心率的猛然提高也是非常危险的。建议老年朋友在正式锻炼之前，最好能够做一些简单的热身运动，比如扩胸、压腿、伸懒腰，只需要

5 ～ 10 分钟，就可以让身体各关节得到适度的牵拉、让中枢神经系统适应身体运动时的变化。如果在运动前的准备活动中出现气喘、胸闷、头晕等现象，就应该稍事休息、推迟进行运动的时间，因为此刻的身体状态可能并不适合进行运动锻炼。

结束运动的时候，不宜戛然而止

当我们在准备结束运动的时候，不可以说停就停、马上坐下休息，这样不仅让健身效果大打折扣，反而会比那些缓和运动的人更加容易感到肌肉疼痛、僵硬，还可能出现头晕。这是因为：运动时身体内的乳酸正在大量积聚，而突然静止不动会阻碍下肢血液回流，血液循环不畅，乳酸的代谢就受阻，肌肉就越发感觉疲劳、疼痛；而且在运动时，心跳加快，肌肉和毛细血管扩张，血液流动速度加快，肌肉通过节律性地收缩来挤压小静脉，使得血液可以很快流回心脏，突然静止不动，肌肉的节律性收缩停止后，大量血液无法通过肌肉收缩流回心脏，血压下降、脑部暂时性缺血也就随之而来，可能就会出现头晕眼花、心慌气短的症状。

老年朋友在准备结束运动前，最好能依据自己的身体状况，逐渐减轻动作强度、放缓动作速度、降低动作幅度。可以抖动一下四肢，让肘关节、膝关节和四肢肌肉群得以放松；可以从远心端向近心端依次拍打（或是推摩、揉捏、按压）臂、腿、腰、背等局部的肌肉；可以在进行整理运动时结合深呼吸运动，以便使缺氧的感受迅速消散。一般整理活动持续 10 分钟左右，紧张的肌肉就可以得到放松，升高的血压降到正常水平，过速的心跳恢复正常，兴奋的情绪也趋于平静。

剧烈运动后不要马上洗浴

我们做运动的时候，多多少少都会出汗，此时皮肤表面的血管扩张、汗孔张大。为了除去满身的臭汗，还原清爽的肌肤，很多人都会在运动过后直奔浴室，夏天就冲个冰爽的冷水澡，冬天就洗个温暖的热水澡，这似乎没有什么问题。

实际上，此时并不是洗澡的好时机，尤其对那些患有心脑血管疾病的老年朋友来说更是如此。当皮肤里的血管正为了散热而呈现扩张状态的时候，冷水会突然刺激血管，使其立即收缩，随之而来的是血液循环阻力加大、机体抵抗力降低，运动过后的凉水澡是很多疾病的诱因。洗热水澡也不是明智之举，热水会提升体温，增加皮肤和肌肉内的血液流量，皮肤和肌肉里的血液多了，心脏和大脑的供血就容易相对不足，令人出现头昏、眼花、胸闷的症状，甚至会虚脱休克，是十分危险的。

运动后不宜大量吃糖

运动之后，体能和热量被大量消耗，饥饿的感觉越发明显起来。平常在饥肠辘辘之时，进食含糖的食物或饮品能让人较快地恢复体能、产生果腹感，但是在运动之后，却不宜大量吃糖，否则会导致体内的维生素 B_1 被大量消耗、肌酸的排出速度减缓，令人出现倦怠、无力、食欲不振等情况，反而让身体长时间无法恢复到运动前的状态。建议老年朋友在运动后应该多吃粗杂粮、蔬菜、肝、蛋等，这些食物中富含维生素 B_1，有助于消除疲劳和肌肉酸痛的不适感。

老年人也应当做力量训练

有一些老年朋友，年纪虽然还不算大，但走起路来已经是步履蹒跚了。这一定是骨头的原因吗？那可不一定，老年人的机能衰退不只是我们通常认识的心肺功能下降、骨质疏松，肌肉力量的减少也是让我们更显老的主要原因。

美国运动医学学会的研究表明：50 岁以上的老年人，每过 10 年，其肌肉力量就会下降 20% 左右。当肌肉因为没有运动习惯或是较长时间卧床而发生萎缩的时候，上楼梯、走路、拎菜篮子就会格外费力。肌肉萎缩还会引起或者加速骨质疏松，一系列的恶性循环之后，失去行动能力的人可能就得卧床生活了。

想要让已经萎缩的肌肉恢复到原来的状态，不是一朝一夕能够做到的，也不是在自然生活状况下能够自行恢复的，需要很长的时间和很周密的训练计划才行。所以我们必须有意识有先见地做好肌肉力量储备工作——肌肉力量训练。除了增强肌肉、骨骼、关节的机能，预防骨折和跌倒造成的伤害以外，力量训练还能够促进心血管健康和控制血糖、血压，可谓好处多多，千万不能忽视。

任何体育锻炼都应该是科学的、有计划的，力量训练也不例外。那么，具体应该怎样开展力量训练呢？先来了解一下力量训练的原则。

1、力量训练需要遵循循序渐进的原则。刚开始进行力量训练时，可以每周两次，待适应之后，再隔天或隔两天进行锻炼。

2、运动前的热身和运动后的放松是必不可少的。

3、进行力量训练应该着重于肩颈、手臂、腰腹、下肢。

🌀 训练上肢肌肉

使用哑铃等训练上肢肌肉时，训练节奏最好是：举起3秒钟，保持，放下3秒钟。根据体力状况，循序渐进地增加哑铃的重量。

🌀 训练腰腹部肌肉

训练腰腹部肌肉的方法是：仰卧位，用脚后跟和头颈作为支撑点，抬起腰腹部；俯卧位，用腹部作为支撑点，将上体和下肢同时抬起。

训练腿部肌肉

"人老先老腿"，现代医学已经证明这句话所言非虚。想要让腿部肌肉别过早退化，其实并不需要使用特别专业的器材，利用椅子（没扶手和轮子的、硬质的、坐上去膝盖弯成直角且脚能平放在地面上的椅子）这种日常用品就可以进行力量训练。

第1步：坐在椅子边缘，双脚落地，与肩同宽，身体略微前倾，目视前方，手臂放松，慢慢地从椅子上站起来，然后保持上身直立地慢慢坐下，重复5～10次。

第2步：站姿，双脚与肩同宽，手扶椅背，慢慢地向上提起脚后跟，提到最高点处时停顿1秒钟，缓慢落下脚后跟，重复5～10次。

第3步：站姿，双脚与肩同宽，手扶椅背，保持上身直立，左腿尽量向后伸，保持5秒，返回到起始姿势，换右腿做，每条腿做5～10次。

第4步：站姿，双脚与肩同宽，手扶椅背，保持上身直立，左腿向外侧伸展，返回到起始姿势，右腿向外侧伸展，返回到起始姿势，每条腿做5～10次。

第5步：站姿，双脚与肩同宽，手扶椅背，弯曲双腿缓慢下蹲，膝盖不要外翻或者内扣，用臀部的力量慢慢地站起来，重复5～10次。

小贴士

力量训练时，应自然地呼吸，不要憋气，也不要做猛地低头、弯腰这样动作幅度较大的动作；力量训练时感到肌肉酸痛是很常见的现象，但是出现关节疼痛却是不正常的，此时应该停止运动，然后采用自我按摩、热水浴等方法来及时消除不适感。

进行有计划的力量训练期间，饮食营养也要跟得上，高蛋白食物、含钙食物应该多摄入一些，这样才有助于肌肉增长和骨质增加。

另外需要特别提醒的是，虽说力量训练十分必要，但是有些老年朋友并不适合这项运动，比如有严重的冠心病、高血压病、脑血管疾病者，盲目进行力量训练很容易发生意外。

运动中的不适反应及处理

老年人的体力有限、体质不佳，更容易在运动的过程中出现不适反应，对健康产生负面影响，所以在锻炼过程中才更应该注重自我监测，以便及时发现、及时处理。

如果我们在运动中出现了头晕头痛、心悸心慌、胸闷气短、肌肉酸痛难忍、关节痛等症状，就需要暂停运动，先处理好这些不适反应，再对自己以后的运动量和锻炼方法进行调整，以免继续给身体带来负面影响。

那么，当我们在运动中出现了这些不适，具体应该如何处理呢？

头痛

我们在进行运动时，交感神经会较为兴奋，运动前缺乏热身运动、患有心脏病、身体缺水等都可能导致运动时出现头痛症状。

一般只要适当休息，就可以得以缓解。老年朋友想要预防头痛出现，一要做好运动前的热身运动，二要避免做太过剧烈的运动，三要及时补充水分。

流鼻涕、全身痒

过敏体质者在进行运动锻炼时容易发生流鼻涕、全身痒的情况。大多是因为运动前进食了含有过敏原的食物，运动时体温升高导致微血管扩张，其通透性的增加加剧了过敏症状，还可能是因为室内运动时周围的尘螨较多，或户外运动时空气中有花粉。

如果只是略微发痒，休息一下，症状就会消失，那就没什么大碍，只要调整运动项目和强度就可以；如果身上出现疹块或红肿，那就应该立即停止运动，去医院诊治。另外，过敏体质者在运动前应避免食用过敏性食物，这是一定不能忘记的。

心绞痛

一些伴有不同程度血管硬化的老年朋友更容易在运动时出现心绞痛的症状，因为运动时心肌耗氧量增多，心肌负荷增加，心脏出现相对供血不足，冠状动脉痉挛，继而产生了心绞痛。

心绞痛发生之后，应该马上停止运动，舌下含服硝酸甘油片，静观其变，症状消失后，过几天再继续运动，并且一定要选择适合自己健康情况的运动。

腹部胀痛、钝痛

导致运动时出现腹部疼痛的原因有很多，比如患有肠胃疾病、运动前 30 分钟内有过进食、横膈膜肌肉痉挛、胃痉挛、肠痉挛等。其中横膈膜肌肉痉挛的发生率最高，这与运动时大量出汗，体内丢失水分和盐分有关。

应对横膈膜肌肉痉挛的方法是：在呼气、吸气的同时，用手压住横膈膜肌肉，逐渐降低运动强度或弯腰慢跑一段距离，并且多次少量地补充水分；然后平卧休息，一边进行缓慢且深长的腹式呼吸、一边轻柔地用掌心按摩疼痛处 5 分钟左右。

运动前进行适度的伸展运动、正餐后约两小时再运动、忌进食生冷食品，这些都可以预防腹痛发生。

骨骼关节响

运动时，胳膊、腿等部位的肌腱、韧带会随着关节活动而移位，当肌腱韧带回到原来的位置时，就会发出"咯、咯、咯"的响声。关节炎患者在运动时出现骨骼关节响的概率更高，因为关节炎患者的关节间软骨组织受损，关节接触面变得非常不平滑，磨蹭之后就会出现响声。

前一种骨关节响是正常的，但如果伴有痛感时，就应该马上停止运动。关节炎患者应该选择适合自己的运动，以避免过度磨损关节、加重病情。

肌肉发抖

肌肉发抖一般会出现在重量训练的过程中，多发于手部和腹部。肌肉发抖说明肌肉已经开始疲劳、难以继续承受这样的运动了，尽管你还有极大的兴致继续运动下去，但是身体已经吃不消、开始抗议了，若是勉为其难地继续做运动，肌肉势必会受伤。

所以在进行重量训练时，不应该持续较长时间或强度太大，中间需要稍作休息。假如刚开始进行运动时就出现了发抖的情况，应该立刻停止运动，做一点轻缓的、不太费力的运动。

肠胃胀气

当肠胃蠕动功能不良时，我们的体内便容易滞留气体，出现短暂的胀气现象，此时若是进行运动，就会加快肠胃蠕动的速度，使气体向下运行，再来点能够增加腹压的动作，难以避免地发生一边运动一边不由自主地排气。

一旦发生胀气和排气，千万不要因为不好意思而憋着，那样会导致腹痛，应该逐渐停止运动，找个没人的地方尽情地排空气体才是上策。运动前千万不要进食那些容易引起胀气的食物，比如地瓜、豆类、碳酸饮料。

腿部抽筋

热身运动做得不到位、腿部肌肉连续收缩过快、局部代谢产物过多、电解质不平衡、身体受到寒冷刺激等因素都会导致肌肉的收缩与放松难以协调，于是就会出现严重肌肉痉挛，也就是我们说的腿部抽筋。这时候的感觉就像一把锥子勾进肉里那样难受，让人叫苦不迭。

发生腿部抽筋后，可以轻轻按摩抽筋部位，使痉挛的肌肉得到伸展和松弛，再补充些水分与电解质饮料，疼痛感就能得以减轻。

如何预防运动时发生抽筋呢？在冬季，运动前应该做好保暖工作；游泳前应该先用凉水浇身或用冷毛巾擦身，让身体适应这个温度，然后再下水；运动中一旦过度出汗，应稍事休息并及时补充水分。

睡觉前和起床后的小运动

一提到"运动"，很多人想到的是户外运动和健身器材，似乎想要进行体育锻炼，就离不开足够的空间和专业的器材。其实，在家里，躺在床上、坐在床上也是可以运动的，这些运动简单便捷，还能够预防许多疾病，广大老年朋友不妨试试看。

睡觉前可以做的运动

劳累了一天，看见舒服的床，心中的第一个念头就是马上躺上去，呼呼大睡，其实睡前的小段时间也可以做一些运动，不仅能够改善体质，还有助于睡眠。

第 1 步：按摩腹部

排空小便，仰卧在床上，双膝屈曲，全身放松，用手掌以适当力度顺时针按摩脐周 2 分钟，然后逆时针再按摩 2 分钟。中医认为，腹部为五脏六腑之宫城，经常按摩腹部可以疏通气机、增强胃肠的消化吸收能力，尤为适合胃肠功能紊乱者。

第 2 步：提肛运动

仰卧在床上，闭目养神，集中注意力在肛门括约肌上，收缩一下肛门括约肌、再放松一下，反复约 30 次。提肛运动可以改善肛门周围、肛管、直肠下端的血液循环，对痔疮和脱肛有一定防治作用。

第 3 步：屈膝运动

仰卧在床上，两手放在身体两侧，抬起左腿，屈膝，尽量使其靠近胸部，放下，再换右腿做，左右各做 5 次。屈膝运动可以增强腿部肌肉力量，又可加快血液循环，增强内脏机能。

起床后可以做的运动

老年朋友早晨起床后，不要急于起身下地，可以坐在床上、甚至继续躺在床上，先做几个能够清神健脑、舒筋活络、延年益寿的健身动作。

第 1 步：按摩面部

仰躺，闭目养神，用双手食指轻揉鼻孔两侧的迎香穴，再用手指从印堂中间按压滑动至额头两侧，继续沿两颊按摩到下巴，反复10 次。按摩面部可以促进面部的血液循环，改善肤质、减少皱纹的出现。

第2步：活动眼球

仰躺，闭目养神，按照顺时针方向运转眼球 10 次，再逆时针方向运转眼球 10 次，然后闭目休息 3 分钟；睁开眼睛，坐在床上，将目光尽量向远处看，选定上下左右的可视目标，继续按照顺时针和逆时针转动眼球各 5 次。活动眼球可以强健眼部肌肉，有助于缓解视力疲劳和视力衰退。

第3步：叩齿

坐在床上，上下牙齿反复相互叩击 60 ～ 100 次，动作要轻缓、到位，不要太过用力，尤其是牙齿不全的老年朋友。叩齿是中医口腔养生方法之一，可以促进牙齿周围组织的血液循环，使得牙齿不易松动、脱落；叩齿对大脑也有轻度的刺激效果，经常叩齿能够提高听力、预防耳鸣。

第4步：用手指梳头

坐在床上，双手手指自然分开，从额头发际处向后梳到后颈，再由后脑中间分别向左右方向梳到耳后，反复 20 次。用手指梳头能够改善头发根部的血液循环，改善白发、脱发的情况，还可以明目、清脑。

------- 第 5 步：转头

坐在床上，上半身直立，双手自然放在腿上，微微低头，缓慢匀速地按顺时针方向转动头部 10 圈，再逆时针转 10 圈。转头可以让颈部的肌肉和关节得以充分活动，能够改善头部的血液循环，达到防治神经性头疼、失眠、颈椎骨质增生的作用。

有空的时候不妨试试穴位按摩

人体衰老是一个自然的过程，人一旦上了年纪，身体功能下降，抗病能力就差，许多疾病就会找上门来，如高血压、高脂血症、糖尿病等心血管疾病，给晚年生活带来许多烦恼。

除了服用药物治疗这些慢性病，老年朋友还可以通过穴位按摩的方法来加以调理。中医认为，经络是人体全身气血运行的通路，而穴位就在经络之上，每个经穴都能对人体健康产生一定的影响。

下面就来看看几个对大家有益的保健要穴和按摩法吧。

〜 按摩神阙穴

神阙穴就在肚脐位置，是人体的一个重要穴位。按摩神阙穴可以使百脉气血得到良性的调节，令人精神饱满、面色红润、体力充沛，还能有效治疗腹痛肠鸣、泻痢脱肛等病症。

按摩神阙穴的方法：采取端坐姿势或是睡前空腹、平躺于床上，全身放松，微闭双眼，将双手手掌心相对搓热，双手上下叠放于神阙穴处，顺时针揉转100次，以感觉出现温热为度。

按摩百会穴

百会穴位于人体头顶的正中央。按摩百会穴可以健脑宁神，对治疗头痛、头晕、健忘、失眠、心神恍惚等病症有一定功效。

按摩百会穴的方法：身体端坐于椅子上，双手紧按百会穴，顺时针揉转10圈左右，每天早晚各一次。在按摩揉搓百会穴的时候，要注意思想集中，不要一边按揉一边想其他的事情。在按揉之前和按揉结束时，最好能转动几下头部，促进头部的血液循环。

按摩足三里穴

足三里穴位于小腿上方的外侧面。足三里穴的标准定位有点复杂，这里推荐一个相对简单的方法：以左腿为例。坐在椅子上，两腿自然垂地；在左腿膝关节外侧能摸到一个凹陷，把左手除大拇指外的四指并拢，贴放到凹陷处的正下方，如下图所示，在小指下方即是足三里穴。经常按摩足三里穴，能够强健脾胃，增强免疫力。

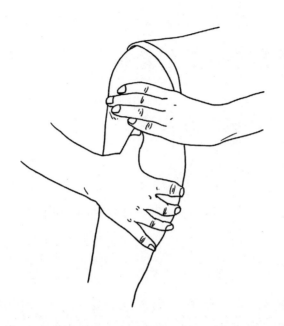

按摩足三里穴的方法：取坐姿，用大拇指稍用力按揉足三里穴，每次 5 到 10 分钟，以感觉有酸胀感为度。

常搓脚心身体棒

搓脚心看起来是一个非常简单的动作，但却可以调理五脏、补脑益肾，增强人体免疫力。常用的搓脚心方法有以下 2 种：

第 1 种：左手握住左脚踝，右手沿脚心上下搓 100 次左右，稍微用力，以舒适为度，一直搓到脚心发热，再换手搓另一只脚。

第 2 种：用适当温度的热水泡脚，一直泡到脚发红（注意别烫伤），再按第 1 种方法左右各搓 100 次。

一夜好眠带来一天好精神

为什么老年人的睡眠会变少

我们都知道，优质的睡眠可保护大脑，使大脑更灵敏，这是由于大脑在睡眠状态下耗氧量减少，有利于脑细胞能量的储存，所以睡眠充足的人，总是精力充沛、思维敏捷，有很高的办事效率。良好的睡眠还是消除身体和精神疲劳的主要方式，睡眠时人体处于静止状态，机体各组织器官的自我恢复速度加快，有利于疾病的康复和延缓衰老。在睡眠的过程中，皮肤毛细血管循环增多，分泌和清除毛孔垃圾能力增强，加快了皮肤的再生，使皮肤光滑而富有弹性。

而那些长期睡眠不足的人，会出现注意力不集中、容易激动、烦躁、精神不振、记忆力减退等症状，甚至会出现幻觉，日常生活和人际交往都会受到影响。很多人发现自己的睡眠时间比年轻力壮的时候少了不少，以前一觉可以睡到上班迟到，如今尚未破晓就已经醒来了。

是什么原因导致我们的睡眠变少了呢？

有学者研究发现，总体的睡眠时间并不会随着年龄的增加而变化，但是随着年龄的增长，我们的夜间睡眠时间却会逐渐缩短，而大多通过日间小睡来保证总体的睡眠时间。尤其到了老年阶段，机体和大脑的活动量都比从前减弱了不少，不再从事繁重的体力劳动、不再思考与工作任务有关的事情，每天的生活平淡而缓慢，机体和大脑都趋于平稳、低消耗状态，所以对于睡眠的需要量也会随之减少。

睡眠困难也是造成有些老年朋友睡眠时间减少、睡不了觉的罪魁祸首。

许多因素都可导致睡眠困难。体质变差、不参加体育锻炼、器官系统老化，则身体和大脑的复原能力也较弱，无法维持正常的睡眠；各类精神疾病也干扰着我们的睡眠，过于活跃亢奋和过度悲伤忧虑也会让睡眠质量急剧下降；各种慢性疾病所带来的疼痛、胸闷等不适感常常让人辗转反侧、无法入眠；接受阳光照射时间不够、营养不良、药物的不良反应也都是造成睡不好觉的原因。

睡前的"功课"要做好

许多老年朋友们经常为失眠痛苦，不仅影响第二天的精神状态，长期失眠得不到调整的话，还会严重威胁身体健康。那么，睡觉之前可以做些什么促进睡眠呢？

〰 睡前的吃喝

中医有句老话，叫"胃不和则卧不安"，如果晚餐时饮食不节，脾胃受到损伤,睡眠便会受到影响。所以晚餐应该选择清淡易于消化的食物,既不能暴饮暴食、吃得过饱,也不能忽略晚餐或吃得很少。晚餐时间最好安排在下午 5 ~ 6 点。

睡前戒酒、戒咖啡。酒精会干扰睡眠的调节机制,让人睡到午夜清醒过来;咖啡中的咖啡因会使人精神亢奋,久久难以入睡,还会刺激膀胱,导致夜尿增多。

晚上喝少量的白开水可帮助消化食物,防止夜晚口干舌燥。

睡前的准备

每天睡觉前,坚持做好以下几件事情,可以帮助获得安稳的、充足的睡眠。

睡前开一会窗户,排除室内污浊的空气,使室内空气更清新,睡觉时窗户留个开口,别关死。

睡前用热水泡脚,以促进血液循环,有利于消除大脑疲劳,促进睡眠。

睡前排尿排便,以减少起夜的次数,使夜间睡眠不被干扰。

睡前别忘记刷牙,刷牙可保持口腔清洁,让人远离龋齿,避免第二天早上口苦口臭的情况。

睡前要关掉过于耀眼的光源,如果真的需要,可以开一盏灯光柔和的小夜灯。

〰️ 睡前别有思想包袱

睡眠不好还有一个重要的原因，就是受一些不良情绪影响，如生气、悲伤、焦虑、惶恐等。

睡前不宜看一些刺激的影视剧，以免总是思考剧情而难以平静下来。

如果最近发生了不开心的事，也要注意及时调整、乐观地面对，不要钻牛角尖，找朋友倾诉一下，把烦恼写出来，就是不要把忧虑埋藏在心里，更不要带着思想负担睡觉，否则会导致辗转反侧，难以入眠。

睡前洗澡要注意哪些事

众所周知，睡前洗澡不仅可以保护皮肤卫生，还可以缓解疲劳，促进血液循环，刺激交感神经，堆积在体内的黑色素会被分解，使人容易入睡。所以，很多老年朋友都喜欢睡觉前舒舒服服地洗个澡。但是，老年人在洗澡时发生跌倒、窒息等事件也是时有发生，对于身体机能逐渐下降的老年人而言，洗得干不干净远没有洗得舒不舒服、安不安全来得重要，想要让睡前洗澡发挥出它的积极作用，就必须注意一些睡前洗澡的细节。

饭前饭后不宜洗澡

　　一般饭前血糖偏低，此时洗澡可能会出现饥饿感，容易感到头晕、发生昏迷；饭后或饱餐之后 1 小时内也不宜洗澡，因为此时洗澡容易导致消化道血液供应减少，不利于食物消化，还会加重心脏负担，可能出现虚脱、昏倒的现象，患有冠心病的老年朋友还可能出现心绞痛或心肌梗死。大家最好在饭后已经消化了一段时间后再去洗澡。

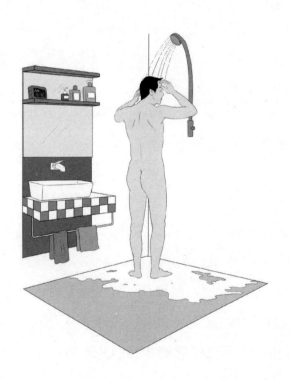

洗澡前最好喝杯温开水

洗澡时一般都会出汗，血液中的部分水分也会随之流失，导致血黏度升高，容易发生血管的阻塞，这对本身就患有心脑血管疾病的老年朋友来说非常危险。除了在洗澡时准备一些常用急救药品之外，洗澡之前最好喝 150 毫升左右的温水，不要喝冰凉的水。

确认没有不适感

浴室内的环境是密闭而湿热的，若是洗澡时间过长，就容易出现毛细血管扩张、心脏输血量不足，导致脑组织出现缺血、缺氧。所以我们在洗澡前应先确保自己的身体没有任何不适症状，比如困倦、无力、头晕、恶心等。规矩是死的，人是活的，没有必要忍着难受的感觉去洗澡，否则反而得不偿失。

洗澡水温不宜过高

洗澡水的温度要略高于体温，以 36 ～ 37℃左右为宜。水温过高会使全身皮肤血管扩张，大量的血液集中到皮肤表面，容易导致心血管急剧缺血，引起心血管痉挛，诱发急性心肌梗死，甚至猝死。高血压患者还可能因全身皮肤血管扩张而出现血压骤然下降。

保持浴室通风，进浴室后别锁门

洗澡是一件私密的事，大多数人洗澡时都会将门反锁。但有些老年朋友身体较弱，平衡力较差，很容易在洗澡时发生各种意外，洗澡时最好不要锁住浴室的门，这样发生意外情况后家属才可以及时救助。

使用防滑垫，放个小板凳

淋浴洗澡的时候，需要长时间站立，有时可能会感到力不从心，晕倒、滑倒的风险也就增加了。浴室地面遇水后一般都会变滑，最好在地上铺上防滑垫。大家可以在浴室里放上一个小板凳，站累了就坐着洗，比站着淋浴更节省体力、更安全。

洗澡时间不宜太长

我们的体力有限，浴室里的新鲜空气也有限，洗澡时间太长，身体会吃不消，可能出现头晕眼花的症状。一般洗澡时间以30分钟为宜。

睡不好，也许只是缺一个好枕头

我们每天大约有三分之一的时间都是在床上度过的。睡觉离不开床，更离不开枕头，枕头的功能是维持人体正常生理曲线、保证人体在睡眠时颈部的正常生理弧度，适宜的枕头有利于全身放松、消除疲劳、促进和改善睡眠，甚至还能发挥出保健、养生、治病的效果。既然如此，什么样的枕头才是合适的枕头呢？

枕头的高度

"高枕无忧"这句话有科学依据吗？非也。如果使用过高的枕头，仰睡时会使头过度向前屈，造成对颈椎的损害，长此以往，容易造成"驼背"；侧睡时会使颈部肌肉、韧带较长时间处于紧张状态，压迫颈部的血管和神经，导致落枕。不管是仰睡、还是侧睡，长期的高枕睡眠，都会引起颈椎病，出现头痛、头晕、颈肩酸痛、活动受限等症状，并容易发生骨质增生，对健康不利。

矫枉过正也是不对的，倘若不用枕头或枕头过低也不好，这使得流入头部的血液增多，不利于血液回流心脏，常引起脑缺氧，导致眼睑水肿、头昏脑涨、头痛等情况，对高血压患者尤为不利。

那么，枕头要多高才有助于睡眠呢？一般来说枕高以 10 ~ 15 厘米较为合适，与个人的拳高差不多，具体尺寸还要依据每个人的身高和脊柱生理弯曲度的差异而定。

枕头的软硬

枕头的软硬度要适中，太软不足以支撑颈椎，太硬了不利于血液循环，一般用荞麦皮、谷糠、蒲草填充的枕头是比较好的选择。

枕头的大小

当你睡眠期间翻身的时候，太小的枕头无法支撑颈部，失去了其原有作用。正常情况下，枕头的长度最好比肩膀要宽一些。

枕头的清洁

经常换洗枕巾、枕套，这是很多人都知道的卫生习惯，殊不知枕芯也是需要清洁的。保持枕芯清洁需要注意以下几点：最好每半个月晒一次枕芯；用合成纤维或羽绒填充的枕芯是可以水洗的，这样的清洁方法较为彻底；定期更换枕头里填充的荞麦皮、决明子等。

小贴士

药枕是将具有疏通经络、益智醒脑等作用的药物经过炮炙后装入枕芯制成的，有一定的保健养生作用。这里推荐老年朋友2款简易药枕。

安睡定心枕：将用过的茶叶洗净晒干，取400克左右填充到枕芯里，有助于缓解高血压、神经衰弱、头痛头晕等疾病的症状。

祛风通窍枕：取晚蚕沙200克，川芎、白芷、防风、绿豆衣各100克填充到枕芯里，对颈椎病、肩周炎、风湿等疾病有一定的辅助治疗效果。

当不得已要使用安眠药时

失眠的确是一件让人十分痛苦的事情，为了顺利入睡、获得良好的睡眠质量，许多老年朋友开始服用安眠药。据统计，60 岁以上的老年人约有 25％的人正在服用安眠药。

尽管安眠药确实能在短期内带来预想的效果，但是长期大剂量服用对健康非常不利，在选择服用安眠药前，大家必须知晓其潜在的危害性。

白天犯困：晚上服用了较大剂量的安眠药，其镇静作用会持续到第二天的白天，让人表现出犯困、注意力涣散、反应迟钝的症状，影响正常的活动。

健忘迟钝：安眠药的副作用之一便是损害认识能力、记忆力和智力，对老年人大脑的伤害尤其严重。

皮疹：巴比妥类安眠药容易引起过敏体质者出现皮疹反应。

损害肝肾：安眠药大多通过肝脏解毒、肾脏排泄，长期服用，难免会对肝肾造成损害，所以经常服用安眠药的老年朋友应定期检查肝、肾功能。

"上瘾"：我们在服用安眠药时容易造成药物依赖，越吃剂量越大，这就可能导致慢性中毒，影响精神状态，想要戒除就变得十分困难。久服安眠药的人突然停药后可能会出现兴奋、恶心、头晕、呕吐、肌肉抽动及失眠加重等戒断症状，这比失眠更令人痛苦。

除此之外，长期服用安眠药的人，由于机体老化、药物的代谢速度大幅降低，安眠药极易在体内发生积蓄，导致明显的不良反应，比如身体疼痛、情绪容易激动、食欲减退、孤僻自闭、步履不稳等情况。

睡前服用半片

为了追求更加快速的药效和稳定的药力，有些老年朋友没有按照医嘱，而是自行加药，每次服用好几片，这样一味地下猛药反而后患无穷，对处理失眠症状有害无益。睡前服用半片，对失眠症状不是特别严重者已经足够了。

只可短期应急服用

出现失眠症状之后，安眠药从来都不是首选项，因为安眠药所维持的睡眠并不能代替真正的自然睡眠，它仅在过度紧张、精神刺激、环境变迁和身体需要等特殊情况下作为一种治标不治本的权宜之计，它能做的仅仅是帮助恢复正常睡眠，而无法长期维持睡眠，所以只适合短期应急服用，连续服用不要超过四个月。

不能连续使用一种安眠药

在治疗失眠症时，最好不要连续使用一种安眠药，否则容易产生耐药性，使催眠作用逐渐减弱；或者成瘾，离了安眠药就无法自然入睡。

起床的时候，记得这么做

上午 6 点到 9 点这三个小时被称为"恶魔三小时"。在这三个小时内，血压上升速度最快，是许多心血管疾病的高发时期。

其中最危险的时候，就是刚刚睡醒起床的时候。因为人在睡眠时，各项生理机能运动都很缓慢，大脑皮质处于抑制状态，早晨醒来后，大脑转为兴奋状态，肾上腺素激增，呼吸、心跳、血压、肌张力等都开始以极快的速度向正常水平靠拢，再加上在睡眠过程中人体水分流失较多，血液黏稠，循环阻力加大，非常容易导致心脑血管供血不足。如果早上醒来后马上下床活动，极易引起脑卒中、脑溢血等心脑血管疾病，甚至会有生命危险。

老年朋友起床时一定要记得将动作放缓，慢慢地适应从静止到运动的身体变化。

早上醒来后，先不要急着起床，在床上躺半分钟到一分钟，这段时间是用来平稳意识、逐渐进入清醒状态的，可以看看天花板和卧室内的其他物品；

坐起来后，应该在床上继续坐半分钟，期间可以用双手搓搓脸，活动一下手指和脚趾，舒展一下腰身和四肢，做做腹式呼吸；

然后不紧不慢地穿好衣服，动作幅度不要太大；两条腿垂下床沿，继续在床边坐半分钟，然后缓缓下床，在卧室内走动一下，走路的速度慢一点，做其他事的动作也要慢一点，比如穿上拖鞋、拉开窗帘、打开窗户等不费力气的事情；

起床后，记得喝上一杯白开水或蜂蜜水，以此来稀释黏稠的血液、排除体内的毒素；然后回到卧室，把被子掀开，让被子和床铺都透透气，吃完早饭之后再来将被子叠起或者平铺。

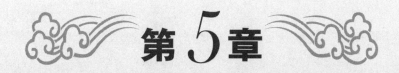

第5章

别让坏情绪干扰美丽生活

苍老与年龄无关,更关乎心境!心老了,身体也会跟着衰老。因此,老年人养生,千万不可忽视了养心,掌控好自己的情绪,抛却压力、焦虑、愤怒、忧伤,保持内心的平静和愉悦,从心理上延缓衰老,益寿延年!

是时候拆掉心里的墙

养好神才能安好身

现在的人们，说起养生来，焦点总是会放在衣食住行上，很重视生理方面的健康，却忽视了心理方面的健康。实际上，心理健康和生理健康两者是相辅相成的，养生离不开食补、药补和运动，更离不开神补。老年朋友除了加强锻炼、注意饮食营养外，健康的心理也是健康长寿的秘诀之一。

每个人都有着丰富的心理活动，似乎也不可避免地会带来很多"心生"的烦恼。人有"七情"，即喜、怒、忧、思、悲、恐、惊，一般而言，它们对人体不会造成太大危害。但那些突然的、强烈的、持久的精神刺激却是有害的，若得不到及时化解，它就会像滚雪球般愈滚愈大，使人无法从生活中感受到幸福，身心俱疲之时，人体一系列脏腑功能就会出现紊乱，危及健康。

比如，愤怒的情绪会引起血压升高，还会导致舌喉和头颈部肌肉痉挛，使人出现呼吸困难、胸闷、心悸等症状；低落的情绪会让人食欲减退或是暴饮暴食，长此以往，轻者导致消化不良，重者导致胃炎、消化性溃疡；波动较大的情绪会造成血管收缩，诱发心绞痛和心肌梗死……

可以说，养神是保持人体内外环境和谐稳定的关键所在。《黄帝内经》中有一句经典的话："精神内守，病安从来。"明代医家万全在《养生四要》中说："心常清静则神安，神安则精、神皆安，以此养生则寿，殁世不殆；心劳则神不安，神不安则精、神皆危，以此养生则殃。"保持一种健康的心态既可以让自己变得轻松愉快，又可以筑建起一道抵御疾病的围墙，可谓是延年益寿的法宝。

那么，具体说来应该如何养神呢？养神的本质就是看得开、拿得起、放得下，从以下几个方面入手，就可以拥有快乐的晚年、健康的身体。

心胸广阔，少私寡欲

正所谓"心底无私天地宽"，老年朋友要胸怀宽广，正确对待个人的荣辱得失，懂得自私自利和患得患失对人体的伤害，把名利看淡一些，把个人利益看小一些，反而会获得更多的快乐和健康。

乐观豁达，调畅情志

俗话说"君子坦荡荡，小人长戚戚"，情绪乐观、豁达的人，往往都会表现出一种安神定气、处变不惊的气质来，很少会有疾病找上门；而那些心中时常存有不快，脸上总是不见笑容的人，总会给人一种病怏怏的印象。所以老年朋友一定要懂得乐观、豁达地面对人和事，尽量都把事情往好处想，用心给生活涂满积极向上的色调，生活才能还你以绚烂的色彩。

闭目塞聪，闲情逸致

耳朵和眼睛是接受外界刺激的主要渠道，看得见美景、也看得见污秽，听得见美言、也听得见污蔑，想要心情平静快乐，老年朋友要学会目清耳静，用高雅的兴趣爱好来陶冶自己的心灵，不受外界事物的纷扰，保持内心的宁静。

长寿老人们都怎么想

"健康"和"长寿"是我们每个人都向往的生活状态。随着生活水平的提高，现今的长寿老人、长寿村已经越来越多了，这些长寿老人是怎样对抗衰老、战胜时间的呢？除了在衣食住行方面的自我调养，保持心理健康也是他们的长寿秘诀之一。

那么，长寿老人们都是如何看待自己、看待生活、看待晚年的呢？

秘诀之一："凡事付诸一笑"

大多数长寿老人都是性格开朗、心胸开阔的人，他们对人对事心境平和、不急不躁、顺其自然，所以生活得都非常轻松。相反，那些心胸狭窄、终日为着鸡毛蒜皮的小事而斤斤计较的人，他们今天担忧这个，明天烦恼那个，心里牵挂的事情太多，常常有被压得喘不过气来的感觉，这时候身体的健康就被心理的不健康所累，疾病也便纷纷找上门来了。

秘诀之二："知足者常乐"

长寿老人们都懂得"知足常乐"对于晚年生活的重要意义，他们从几十年的生活中感悟到：漫长的人生路上，不可能总是一帆风顺的，难免会出现许多挫折与坎坷，如果总是让自己陷于这种无法自拔的情绪中，那么活着也就成了疲惫地活着、痛苦地活着，这与人生的意义是背道而驰的。那么，如何才能知足常乐、对抗心中不断涌起的无谓的欲望呢？"乐"是一种心境，"足"是一种生活态度，当你学会一切从实际生活出发，不慕名利、不求奢华，用积极的生活方式和感恩之心与他人和睦相处时，你也就领悟了"知足、常乐、长寿"三者之间的紧密联系了。

秘诀之三："兴趣广泛，热爱生活"

长寿老人除了心态平和、知足常乐之外，兴趣广泛也是他们的长寿之道。他们不求一定要老有所为，但老有所乐是少不了的，几乎每个长寿老人都有自己的业余爱好，如钓鱼、下棋、养花、画画、遛鸟等。当我们能够热情万分地投入到充实的生活时，精神就有了寄托，也常常忘记了自己正在慢慢衰老的事实，活得更加轻松自在。

这些健康的兴趣爱好也使大脑得到充分的锻炼，改善了脑部的血液循环，延缓了大脑的衰退，让长寿老人们显得更加活力十足、神采奕奕。

总而言之，想要像这些长寿老人一样过上有品质的生活，对于心理的调适是不可或缺的，而这是多少补品和药物都无法替代的。

凡事都要看开些

孔子在《论语·季氏》中说："君子有三戒：少之时，血气未定，戒之在色；及其壮也，血气方刚，戒之在斗；及其老也，血气既衰，戒之在得。"后半句的意思是：人生在年老之时，体力与精力都明显减退，要警诫自己不要贪得无厌。

人到老年，大半辈子的风风雨雨都经历过了，更应该懂得"心足则物常有余，心贪则物常不足"的内涵。人之所以会起贪念，并不是因为拥有的东西太少，而是想要的东西太多；人之所以感觉不幸福、活得累，并不是因为获得的满足太少，而是想要被满足的欲望太多。

在这个无奇不有的大千世界里，太多的诱惑摆在眼前，完全对它们不动心、不奢望、不幻想也是不可能的。如何在贪婪和知足之间找到心灵的平衡点，绝非一件易事。贪念初起时，有些人会及时地调整、告知自己再走一步就是错，而有些人却深陷其中、任由其摆布。如果你发觉自己总是忙于追名逐利，就算是步入老年了，也因为这个而活得很累，那就必须学会在贪念初起时，不断地提醒自己、扪心自问一下："我真的需要这件东西吗？我真的有必要这样做吗？若是我放弃了这个念头，我会有什么损失吗？"

仔细想过以后，你会发现，看 42 寸的电视和看 55 寸的电视其实差别并不大；喝 50 元一斤的茶叶与喝 500 元一斤的茶叶，区别也没有想象中的那么大；盖着 200 元的棉被与盖着 1000 元的蚕丝被也没有什么分别……事实就是如此，很多东西其实你已经有了，你不一定需要购买比它们价值更高的同类物品，只要 42 寸的电视里有你想看的节目，50 元一斤的茶叶能让你品尝出美好人生的滋味，200 元一床的棉被能让你舒服地安睡，那么还有什么不满足的呢？

不过，看开了这些世事，不再纵容贪念腐蚀你的灵魂，并不意味着要你看破红尘，不再追求自己的梦想和维护自己的利益。遇到问题需要就事论事地思考、分辨，十分必需、物有所值的东西就值得为之争取奋斗，徒有虚名、浪费金钱、令人堕落的东西就必须摒弃。老年朋友应该学会用理智对抗贪心，用明智来进行取舍，用智慧来让生活变得更加美好、身体变得更加健康。

很多病都是"憋"出来的

我们在生活上时常会面临一些不如意的事情，比如离开熟悉的工作岗位、身体不再强健、亲友的亡故离世等，这些事情本很容易引发悲观情绪，给我们的心理蒙上阴影。有些老年朋友情感细腻而敏感，经常会因着家人或朋友的一句无心的话而胡思乱想，为自己的生活烦恼、为子女的未来担忧，操的心甚至要比整天在外打拼的年轻人还多。

多数时候，心理的不健康并不像生理的不健康那么显而易见、会有明显的症状和体征，所以心理问题常常不能被很好地重视和调适，有些老年朋友习惯把所有的负面情绪都憋在心里，什么事都自己一个人去扛，不愿与亲人和朋友分担他们的苦恼。

只有情绪得到疏泄，身体才能正常运转，尤其那些不良情绪更是不可以在心中久存，否则纵容它们挥之不去地羁绊在心头的话，会令人产生巨大的心理压力，时间久了容易导致疾病发生或加重旧疾。

如果把忧愁憋在心里，让忧心忡忡、焦虑不安变成你的人生常态，就很可能会像《红楼梦》中的林黛玉一般疾病缠身。传统医学认为"忧伤肺"，过度或过久的悲伤忧虑会导致肺气抑郁，耗气伤阴，甚至呼吸不畅。长期处于肺气、肺阴不足的状态，不仅容易出现胸闷、咳嗽，还容易患上失眠、消化不良等疾病。

如果把愤怒憋在心里，让紧锁眉头、怒目横视变成你的标志性表情，你就会在身上发现疾病的踪迹。传统医学认为"怒伤肝"，对愤怒的情绪不加控制和疏导的话，便会引发一系列的身体问题，比如胸闷、肋痛、头痛。生气不但会伤害到自己的身体健康，还会在冲动之时做出许多影响人际关系的事情，让人事后悔恨不已。

当负面情绪已经开始占据心灵的时候，不宜压抑自己的情绪，应学会设法转移注意力，以保持健康的情绪，要找到合适的方法进行适当的宣泄，运动、逛街、听音乐、走访亲友、结伴郊游等都是不错的调适之道。

走出家门，外面的世界很精彩

有不少老年朋友不喜欢出门，总爱宅在家里，把自己的生活局限于家里那几十平方米的范围内，就算是几百平方米的大房子，也只是封闭的空间，住得久了，任谁都会觉得腻烦。

我们老年人应该多与外界保持接触，这样一方面可以丰富自己的精神生活，不至于寂寞与无聊；另一方面，也可以及时调整自己的状态，更好地适应社会变化，安排好自己的晚年生活，不做落后于时代的人。

我们每一个人都需要有一个社会活动的圈子，这是家庭关系不能取代的。亲人是亲人，朋友是朋友，有些事情不方便对亲人说，但对知心朋友却可以知无不言、言无不尽。当看惯了家里经久不变的摆设，看厌了小区里的花草树木，是时候出门去与一些老朋友、邻居和老同事见见面、聊聊天了。比如去公园里约几个朋友杀几把象棋，或者要两套太极，锻炼身体的同时，朋友间拉拉家常、谈谈心，有些烦心事说出来也就没那么烦恼了。

也可以挑个天气晴朗的好日子去近郊踏青，还可以是一次结伴的远足旅游。随着生活水平的提高，人们不再一味地追求物质上的享受，四处旅游已经成为一种风靡老年群体的休闲活动。来到了一个陌生的景点，一切都那么的新鲜，不同的气候，不同的风俗，不同的风光，令人神清气爽。此时，再多的烦恼、再多的琐事、再多的不开心都容易释怀。旅途中，难免遇到几个很投缘的旅友，交心的欢声笑语多了些，旅途的孤寂也就少了些，剩下的只有一颗快乐的心。

顺其自然，不要想太多

我们有些老年朋友是完美主义者，遇事总想着做到最好，把事情考虑得太周全、太理想化，出了问题就喜欢钻牛角尖，不撞南墙不回头。把理想定得过高，当自己做得不够好的时候，就抑郁在心、自责不已；把自己的希望寄托在子女或他人的身上，当子女或别人做得不顺自己心意的时候，就大失所望、指责不止。长此以往，气机郁结，脏腑的正常功能也会受到影响。

我们对自己不妨宽容一点，降低或放弃那些难度高、不现实的目标。苛求自己凡事尽善尽美，往往获得的是南辕北辙的结果，怀着一种豁达的心态去做事，却常可以无心插柳柳成荫，轻易地获得满足感，令人心情舒畅。

对他人也不应抱着不切实际的期望，因为每个人都有自己的想法，子女、邻居、朋友，都不是自己的附属物，他们都有各自的生活，强求别人去迎合自己的需求、完成自己的目标，结果只会是不欢而散。想要与别人和谐相处，就应该凡事看得开，以平和之心对待那些理想与现实的落差，任何困难和挫折都不会是永远的，没有趟不过的河，也没有翻不过的坎，不要事事都较劲，放下无意义的坚持，顺其自然最好。

跟人比，就是跟自己过不去

俗话说，"人比人，气死人。"可能我们每个人都曾跟人比过，比财富，比健康，比谁的子女更孝顺……似乎任何事情都值得被拿来做比较。其实，如果光只是比较也没什么，但如果将自己置身于一个因对比而产生强烈嫉妒的心理世界里，那么到头来受苦的只是自己。

嫉妒心的存在，表面上看是与别人针锋相对，本质里却是与自己过不去。本来吃着五块钱一斤的苹果觉得很是脆甜，但看到别人吃的是八块钱一斤的苹果，立刻觉得自己口中苹果的滋味如同嚼蜡、心生失落，这样的人生，恐怕处处都是黑白的色彩、痛苦的滋味吧。

人体神经系统的兴奋水平、免疫能力与心态息息相关，友善、宽容的心态能使其处于最佳状态，睚眦必报、心胸狭窄的心态却使其处于危险状态，所以比起那些性格沉稳冷静、宽容大度的人，嫉妒心强、爱生气的人的患病率要高得多。

面对自己的嫉妒心理，老年朋友应该怎么做呢？我觉得，首先要想清楚几件事：我们到底是为谁而活？是为了自己能享受到幸福快乐，还是为了比别人过得幸福快乐？选择前一个的人，总是能够努力地提升自己的生活质量、丰富自己的精神生活、凡事都朝着积极向上的角度去思考下一步该怎么做；选择后一个的人，完全是为了别人而活，让自己的一言一行都受制于别人，尤为在意自己得失和高低的人，往往失去的东西最多。

我们要努力让自己的胸襟开阔起来，理智地尊重别人的成就、承认别人的才华，遇到稍不如人的局面时，做出的反应是羡慕、而不是嫉妒，做出的决定是下苦功迎头赶上、而不是背后陷害、搬弄是非。少了是非，周围的生活气氛便会始终和谐、宽松，疾病也就无法乘虚而入。

别让猜疑霸占了你的生活

我发现生活中有些老年朋友的猜疑心特别重。亲友对自己好，就怀疑他们是有求于己；邻居对自己关心，就怀疑他们是别有所图……对别人处处不信任、不放心，凡事都必须亲力亲为。

多疑的性格其实对健康是十分不利的。有个成语叫"杯弓蛇影"，说的就是疑心病的故事，饮酒之时，挂在墙上的弓映在酒杯里，便以为杯中有蛇，担心喝下了蛇，结果积郁成疾，直到后来看到了墙上的弓后才得知真相，病也就不治而愈了。这个故事足以证明：一点点的疑心就可能在心里蔓延成一片大火，烧得人心急火燎、烦躁不堪、疾病缠身。

性格多疑的人，不仅怀疑别人，更会怀疑自己。我的身边，因为怀疑自己身体有恙而平添烦恼的事例屡见不鲜。他们总能从自己的身上找到毛病，每当身体上有什么不舒服时，便会猜想自己会不会染上了顽疾或是得了不治之症；咳嗽两声，以为自己患了支气管炎；头晕一下，以为自己患了中风；胃痛一下，以为自己患上了癌症……

当他们去医院检查，结果一切正常，但有时候体检结果也不能打消他们的猜疑，他们会怀疑检查结果不准确，怀疑医生水平不高、不负责任，怀疑家人对自己的病情有所隐瞒，于是终日疑虑重重，茶饭不思。人到老年，都希望自己能健康长寿，多享几年清福，多体验一下大千世界，对自己的健康表现得十分关心是正常的，倘若总是疑神疑鬼地认为自己一定得病了，那就不好了。

想要改变多疑的性格，就应该从根源上深度剖析产生疑虑的原因。

大多数的多疑症是对自己缺乏信心造成的，认为自己的能力不行、被别人贬低；认为自己的体质不行、极易感染疾病。日常生活中应该建立起对自己的信心，坚信自己的能力，相信自己的身体，那么烦恼就会从源头上被遏止。

将一切烦恼和疑虑都留给自己，不与别人交流，是让疑心病愈演愈烈的常见原因。这种情况就像是独自坐在黑暗的房间里，想象着一些可怕的事情，没有人打开灯或是打开房门，恐惧就会如潮水般袭来。想要克服疑心的毛病，老年朋友应该敞开心扉，坦率地、诚恳地把心中的问题提出来，和家人、朋友交换意见，多听听别人的看法，尤其是那些值得你信任的人，心中的死结就能够打开。

消除疑心最彻底的方法就是用事实说话。坏的事实可能是存在的，但那些无谓的想象往往会无限放大事情坏的一面，而将小事化大，偏离事实和真相。如果老年朋友对什么事有所怀疑，就应该实地考察验证其真伪，对这件事进行全面、彻底的了解，在事实面前，心中的"谣言"就会不攻自破，这时候心灵的天空也会骤然晴朗起来。

让我们就这样优雅地老去

我们是老了，可那又怎样呢

有时候，我们会感叹自己真的是老了、不如从前了，体力不行了、精力不够了、视力和听力也不行了，于是乎失落感、自卑感油然而生，甚至把自己看成是家庭的负担、社会的累赘。这些负面的心理变化，我们称之为"心理老化"，它是使生理年龄加快衰老的催化剂。老年人心理老化具体表现在以下几个方面：

记忆力衰退：记不起来熟人的名字，很快就忘记了刚说过的话或做过的事。

想象力衰退：对新鲜事物缺乏好奇心和探索精神，幻想越来越少。

理解能力减退：对外界反应的敏感度显著减低，学习新事物感到有些吃力。

敏感多疑：总觉得别人的言行处处针对自己，感觉受到冷落和排斥。

抑郁寡欢：喜怒哀乐不易表露，什么事情都不想做，不愿意参加集体活动，不愿意说话。

当你因为体能的衰退和精神的疲乏而抱怨自己不再是意气风发的少年或是妩媚美丽的少女时，当你感叹时光太过匆匆、没有让你实现梦想时，要知道这样的抱怨和感叹其实只是徒劳，人体盛衰有它的自然规律，衰老是一个不可逆转的过程，适当地"服老"才能过得快乐，从容地面对自己的"老"才能心气自顺、安度晚年。

对于自己变老的事实所拥有的态度，有时候甚至比高血压或胆固醇等生理因素对健康和寿命的影响更大。

这都是心理学上的吸引力法则在起作用，越怕什么、越来什么，越注意什么、越吸引来什么。假如我们每天都惦念着"疾病、衰老、痛苦"这些关键词，"疾病、衰老、痛苦"就会真的自动找上门来；假如每天都关注着与"健康、长寿、幸福"有关的事情，学着不再畏惧岁月在身体上和面容上留下的痕迹。老年朋友一定要保持稳定乐观的情绪和积极向上的生活态度，就算是老了，也要老得精彩、老得充实、老得快乐，这样才能度过一个幸福愉快的晚年。

离退休不是人生的一道坎

对于我们每一个老年人来说，不管是局长、处长，还是农民、商贩，人生中的一个重大变化就是离开原来的工作岗位，这是让我们很多老年朋友一时难以适应和接受的。

从前有工作的时候，一心一意扑在工作上，有较多的人际交往，事务缠身之时，精神状态也会跟着振奋，早已形成了固定的、习惯了的生活模式。一旦离开了几十年的工作岗位，心理、生活都会发生很大的变化。刚开始，工作压力没了，能够受个人支配的时间也充裕了，困了就睡懒觉，厌了就出门旅游，饿了就去饭店餐馆，找几个知己聚在一起吃茶聊天……可是新鲜劲儿一过，有人就会感到有些怅然若失和茫然无助，甚至表现出情绪消沉、心情烦躁、坐卧不宁。

离退休真的是人生的一道坎吗？离退休以后的生活真的是这么负面、消极、无趣的吗？与衰老一样，离退休也是正常的、自然的、合乎规律的，我们不应该将离开工作岗位看作是对自己的打击和损失，而应该将这件事往好了想：这是一次机遇，一次重新寻找自己想做的事情的机会，一段将会更加精彩的人生。

想要尽快度过这个离退休后的不适应期，老年朋友首先要跳出个人得失的小圈子，认识到工作岗位上的人员流动和新陈代谢是自然规律，社会的发展和进步需要的是年轻有为的实力干将，自己已经奉献过青春、付出过努力，实现了前半生的人生价值，没有什么值得遗憾和计较的。

而且老年期并不是人生发展的终止，退休以后，一个人的价值不会受到影响，只不过是表现价值的场所和形式发生变化罢了。"老骥伏枥，志在千里"，有的文化工作者晚年著书立说、传播知识和正能量；有的老同志当参谋、顾问，将自己的宝贵经验分享给后来人；

有的老技工重新找到适合自己的工作岗位继续发挥余热……诸如这般为新的生活建立一套新的秩序，为自己安排一些有目的、有规律的活动，不断地完善自我、实现自我、超越自我，在社会和家庭中发光发热。

儿孙自有儿孙福

"儿孙自有儿孙福，莫为儿孙作马牛"，这句中国古训想必大家都听过。但是中国人一向注重亲情，过度溺爱、过度保护子女的事例屡见不鲜，对儿女的疼爱不会因为他们已经长大成人而减少。宁愿自己节衣缩食，也要为子女买房买车；宁愿自己少休息、少娱乐，也要为子女带孩子、烧饭、做家务，很多老年朋友把时间和精力都奉献给了子女。子女家庭是否和睦、身体是否健康，孙子、孙女的学习成绩是否优异、前途如何，都成了他们放不下的心事。

我们可以把过度担忧、操心子女的老年人分为两类，一类是认为自己的孩子始终长不大、什么都不懂都不会，时刻需要自己提点和保护的过度干涉型；一类是认为自己身体健康、尚有余力，而子女正好处于事业家庭两头忙的状态，总想着发挥余热以提升子女生活质量的过度帮忙型。

然而，过于热心和富有责任感，有时候并不是一件好事——过度干涉子女的生活，反而会束缚子女的发展，限制他们的自由，不但给子女带来烦恼，还会让自己陷入忧心和烦恼之中；费力地帮助子女分忧解难，不仅会让自己身心疲惫，还会让子女担心和自责，或是让他们变得自私、任性，失去奋斗的动力，你会发现，对子女长期的过分迁就和溺爱会让自己的晚年生活比年轻之时更为艰辛。

把干涉转变为建议

我们与子女之间，无论是教育观念、生活理念还是接受新知识的速度，都会出现一些偏差。往往我们认为对的、好的事情，却不一定是子女所认同的、喜欢的，意见不合必然会产生矛盾，积怨太深必然会破坏和孩子之间的感情。在子女的抱怨声中，我们可能会觉得自己真的老了，觉得不被重视；而子女可能也会在我们的唠叨声中觉得活得毫无自我，觉得父母"管太多"，于是越发疏远。

有时候，与其过度干涉孩子的生活，我们不如站在一旁只是给予实在的建议，把自己的想法告诉孩子，至于选择权，还是让孩子自己做主吧。孩子已经长大成家立业了，生活能力和生存能力都是有的，能在工作和生活的方方面面独当一面，我们要相信自己的子女可以青出于蓝而胜于蓝，要学会放开一些，持有这样的心态，才能让子女过得自由、让自己也过得舒心。

该放手时就放手

一些老年朋友往往过于疼爱孩子，即使他们已经长大成人，仍然把子女的衣食住行处处照顾得无微不至，为子女照看孩子、洗衣做饭，但这种疼爱却意味着牺牲了自己的本来应该享有的幸福和快乐，在不知不觉中成为子女们的附属，甚至还可能把孩子培养成真正的"啃老族"，失去了自理自立能力。

要知道，身体功能逐渐衰退的我们若是为子女操持过多，就会让自己的体力和精力过多消耗，疾病也容易找上门来。生病之后，还不是子女的烦恼事？所以，我们最大的任务就是保养好自己的身体，快乐幸福地安度晚年，才是给子女最大的帮助。

我们要锻炼子女的自立能力，不必过度替他们操心。我们没办法陪伴子女一辈子，百年之后，子女的路还得子女自己走，现在多让他们自己在社会上摸爬滚打、吃点苦头，是为了日后他们能够游刃有余地应对生活中的各种问题和困难。让自己的孩子有成长的机会、有成长的环境、获得真正的成长，方是为人父母的责任所在。

别把养老院当作一个贬义词

儿孙绕膝的天伦之乐是大家都向往的，家庭、邻居、社区，这些自己熟悉的环境总是让人难以割舍，别说去养老院度过晚年了，就算是搬家到别的地方定居，也会一时无法接受。中国讲究"百善孝当先"，如果子女把年迈的父母送进养老院，不管是出于何种原因，都会被人非议。所以"养老院"这个词常常含有贬义。

养老院真的是一个不适合中国人养老的所在吗？实际上，养老院并不是洪水猛兽，国人对它的误解太多，以至于人们看不到养老院存在的必然性和价值。那么，如何理智看待去养老院养老这件事呢？

有老有伴，孤独感得以减轻

在家养老，虽然和子女同住，可是如果子女工作繁忙，没有太多的时间和精力一直陪伴，一个人待在家里，难免会感到空虚。而养老院里都是年龄相仿的伙伴，老年人与老年人之间不存在"代沟"，也有更多可以一起谈笑风生的话题，是一个能够交到知心朋友的地方。精神生活丰富了，身体自然也就越发地硬朗。

享受到良好的服务和医疗

现在的养老院一般都能提供良好的生活服务。养老院中有基本的医疗设备，还有 24 小时值班的专业医生，一旦有人急病发作，也能够及时发现和处理，而这些却是一般家庭难以做到的。

过上有规律的生活

养老院里的生活是规律的生活，每天按时起居，一日三餐准时且营养丰富，这样吃得香、睡得好的生活有利于改善一些损害健康的不良生活习惯，比起在家里的"随意"更能延年益寿。

与子女间感情更加融洽

"距离产生美",这句话用在这里很适宜。性格差异、阅历差异、教育理念差异的存在,往往使得老年人和子女之间容易产生摩擦,虽然同住一处屋檐下,却过着貌合神离的生活,是非常不利于身心健康的。与其忍受这些矛盾,倒不如适当地分开,这样才可让彼此更加牵挂对方,老人可以偶尔回家,子女也可以常去探望,小别之后的亲情更加浓烈真挚。

活在当下,享受生活

如果我们的生活没有重大变故,身体也十分健康,我们通常不会情绪低落、胡猜瞎想;如果我们处于经济拮据、家庭矛盾多的生活环境中,加上体弱多病、顽疾不愈,就难免会自怜自艾地想到"死亡"这个话题,有时会想起已经去世的亲友,情绪容易不受控制地大起大落,时而暴躁易怒,遇到一些琐碎小事就大发雷霆;时而深沉焦虑,为着鸡毛蒜皮的小事唉声叹气。

"死亡"确实是一件让人无法将之与幸福快乐相关联的事情,生死无常,生命就是这般的渺小和脆弱,对此感到悲观也是人之常情。但倘若长期陷入这种悲悲戚戚的情绪中难以自拔,过分地担心和恐惧,却只能加快身心的老化过程,错失本应快乐的人生。

当慢性病、恶性病缠身难愈之时，应该如何正确看待生死之事呢？

死亡是终归会发生的，但绝不是今天，今天的自己尚是有力气有精神的，就应该用这些力气和精神去做一些能让自己更加愉快和满足的事情，在病情允许的情况下可以为自己安排一些适合的事情。让今天过得没有遗憾、拥有意义，让此时此地的自己不被无谓的事情所累，能够超脱于生死的束缚、感悟生活的真谛，这才是老年朋友应该拥有的人生。

而且慢性病的治疗，"三分靠药，七分靠护理"，心理效应可以影响药物疗效，相信医生的诊断，相信所服用的药物，相信病情会得到控制、好转、痊愈，这些良好的心理效应都可以提高药物的疗效，有助于身体早日康复。

图书在版编目（CIP）数据

会补的老人不生病 / 杨力著 . —北京：中国轻工
业出版社，2017.6
ISBN 978-7-5184-1370-6

Ⅰ . ①会… Ⅱ . ①杨… Ⅲ . ①老年人－养生（中医）
Ⅳ . ① R212

中国版本图书馆 CIP 数据核字 (2017) 第 073005 号

责任编辑：舒秀明

策划编辑：王巧丽 舒秀明　责任终审：劳国强　　封面设计：锋尚设计
版式设计：奥视创意工作室 Tel.15901207431　责任监印：张京华

出版发行：中国轻工业出版社（北京东长安街 6 号，邮编：100740）
印　　刷：北京君升印刷有限公司
经　　销：各地新华书店
版　　次：2017 年 6 月第 1 版第 1 次印刷
开　　本：720×1000　1/16　　印张：11.5
字　　数：75 千字
书　　号：ISBN 978-7-5184-1370-6　　定价：35.00 元
邮购电话：010-65241695　　　　传真：65128352
发行电话：010-85119835　85119793　　传真：85113293
网　　址：http://www.chlip.com.cn
Email：club@chlip.com.cn
如发现图书残缺请直接与我社邮购联系调换
140803S2X101ZBW